名医馆·

河南省中医药研究院
全国名老中医赵法新学术经验传承工作室

赵法新积热病论治

赵法新 著

赵晓东 赵军
陈明显 傅睿 整理

中国中医药出版社
·北京·

图书在版编目（CIP）数据

赵法新积热病论治 / 赵法新著 . —北京：中国中医药出版社，2019.5

ISBN 978-7-5132-5050-4

Ⅰ . ①赵⋯　Ⅱ . ①赵⋯　Ⅲ . ①外感病—中医疗法　Ⅳ . ① R254

中国版本图书馆 CIP 数据核字（2018）第 134883 号

中国中医药出版社出版

北京经济技术开发区科创十三街 31 号院二区 8 号楼

邮政编码　100176

传真　010-64405750

河北仁润印刷有限公司印刷

各地新华书店经销

开本 880×1230　1/32　印张 8.75　彩插 0.25　字数 197 千字

2019 年 5 月第 1 版　2019 年 5 月第 1 次印刷

书号　ISBN 978 – 7 – 5132 – 5050 – 4

定价　49.00 元

网址　www.cptcm.com

社 长 热 线　010–64405720

购 书 热 线　010–89535836

维 权 打 假　010–64405753

微信服务号　**zgzyycbs**

微商城网址　**https://kdt.im/LIdUGr**

官方微博　**http://e.weibo.com/cptcm**

天猫旗舰店网址　**https://zgzyycbs.tmall.com**

如有印装质量问题请与本社出版部联系（010-64405510）

内容提要

　　全国名老中医赵法新老师，躬身医疗近 60 载，对积热病研究颇深，认为积热理论既是对《脾胃论·脾胃胜衰论》的补充完善，又有其新的内涵，因此以积热立论，构建"积热病"的理论、方药、预防、治疗体系，开启了新的证治方法。书凡三卷，上卷"积热总论"，阐发积热源流，以及积热致病、发病的特点与预防措施；中卷"辨证与用药"，论述积热病辨治六层总纲、积热要药等；下卷"临证论治"，展示积热理论在内、外、妇、儿各科的临证应用。本书将中医"治未病"思想贯穿始终，进而探究积热病的发生、发展及根治，是一部观点创新、注重实用的临床专著。本书适合广大中医临床医师、中医药院校师生及中医爱好者及科研、文献工作者阅读参考。

仓廪之官备化坚后天
本固乐陶然能明敦阜卑
监理法古新今赵氏传

贺全国名老中医赵法新教授《中医积热理论》及《脾胃胆衰论》临证研究、传承研修班开幕 二零一六年十月九日 张磊

国医大师张磊题词

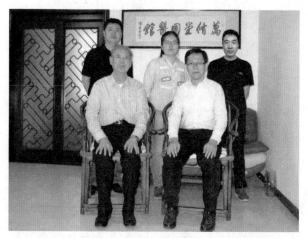

本书作者合影（前排左起：赵法新、陈明显；
后排左起：赵晓东、傅睿、赵军）

序

    中医药学是个伟大宝库，无数先辈在临证实践中创造了灿烂的中医药文化和厚重丰富的理论经验，与时俱进，代有发展。现代中医药研究也离不开实践，诺贝尔生理学或医学奖得主屠呦呦说得好："中医药学是个伟大宝库，不是拿来就能用，也不是谁都能用……"言外之意是实践出真知，青蒿素的研究成功就是经过长期、反复的临床实践和科学实验才得出的结果。因为无论是古代还是现代，中医药研究皆根植于实践。

    赵法新教授出身世医，师承名家，又读高校，多次进修，读书临证，学习文献，理论实践融合，具备创新基础，加之注重临证研究，勤思考，善总结，从大量案例中寻找规律，论析升华，进而形成新的认知。他对李东垣《脾胃论·脾胃胜衰论》以胃气为本，因元气盛衰、邪气多少而发病的理论赞叹不已。在实践运用之中，他又感到言犹未尽，所以做了增补："食多而肥，身困乏力，积热火毒，内郁外发，诸病丛生，胃强脾弱也！"并由此展开论述，包括积热的病因病机、临床表现、发病特征、主证论析、治疗方法、常用方药、预防措施，涉及内、外、妇、儿各科多种相关病症，形成了新的认知，积累了丰富的经验。赵法新教授以积热立论，构建积热病预防、治疗体系，撰著《赵法新积热病论治》一书，既补脾胃病论治之缺，又扩大了脾胃病的治疗范围，赋予其新的内涵，开辟新的论治思路与方法，在临床内、外、妇、儿各科相关疾病的辨证论治中取得较好疗效，确有实用和推广价值。这是赵法新教授读书临证、总结升华、继承创新的成果。

这种师古而不泥古、继承进而创新的治学方法值得提倡，相信本书的出版，对中青年临床中医师会有一定影响与启迪，对中医的发扬光大极有裨益，故乐于推荐，是为之序。

2017 年 3 月

前　言

　　读经典、做临床，相辅相成，相得益彰，但也只是成功的一半；将理论与实践融合，善思考、多总结，由提炼而升华，勤笔耕，得新知，上台阶，才算真正的成功。哲学家冯友兰曾说："对待古人的东西有两种态度：一是照着讲，二是接着讲。"照着讲，重复古人，还古人本来的面目，这是继承；接着讲，是把古人提出的问题向前推进，开创一个新局面，达到一个新境界，踏上一个新台阶，拓展一个新领域，创造一个新东西，这才是创新。冯友兰的话正好诠释了"读书临证"之目的在于"继承、创新"。中医药学几千年的发展，正是沿着这一轨迹前进，创造了灿烂的中医药文化和丰富的理论经验，是一条成功之路。

　　2009年，我作为全国第四批老中医药专家学术经验继承工作指导老师，盘点学术观点和经验，总结撰著《中医师承心悟》作为教材，"积热论"为其中内容之一。2014年，全国名老中医学术经验传承工作室建设项目要求传承团队深入挖掘、整理名老中医学术、经验特色，首选积热病理论和临证资料，经梳理、构思，进一步完善积热病理论，构建积热病预防、治疗体系，堪称对《脾胃论·脾胃胜衰论》的延伸与补充。

我在临床实践中研究运用李东垣补中升阳理论和叶天士胃阴说及明清诸多大家关于脾胃的论述，拓展思路，扩充应用，用以指导辨证论治，提高疗效。《脾胃胜衰论》以胃气为本，以元气胜衰、邪气多少论发病状况，但我在运用之中又感其言犹未尽，遂增补了"食多而肥，身困乏力，积热火毒，内郁外发，诸病丛生，胃强脾弱也"一条。进一步，我在理论方面展开论述，形成新的认知，向前推进，以积热立论，辨治临床各科相关病证，溯源明流，遂撰《赵法新积热病论治》一书，辨证论治、验案佐证、理法方药浑然一体，亦算是我读书、临证，对于积热病论治经验的一次总结吧。

本书共分三卷。上卷"积热总论"，从文献理论、名医论述探寻积热源流，是为"积热源流论"。从《黄帝内经》胃肠积热属阳明证、《伤寒论》"阳明之为病，胃家实是也"、《诸病源候论》讲阳明邪热深化成毒、金元四大家完善阳明胃肠积热论治，到后世医家论述胃肠积热，历代各家论述阳明积热与时俱进，渐至深化，代有发展，显示积热源流一脉贯通，对阳明胃肠积热证的概念、性质、病因、病机、特点、主证、论析、治法、方药、预防进行系统阐析。中卷"辨证与用药"，阐述和分析积热病的治疗原则、治疗方法、积热要药、专病专药，一以贯之，各具特色。下卷"临证论治"，涉及内、外、妇、儿各科相关诸病，列验案 40 余则。各章节理法方药环环相扣，浑然一体，一目了然，方便临证参考。

本书在策划、构思、整理、校对、出版过程中，得到中国中医药出版社华中健主任指导，国医大师李振华指导并赐序，我的传承工作室人员、浙江省中医药研究院陆拯兄、陈明显博士等同志予以大力协助，于此特致谢忱。

赵法新

2019 年 3 月

目 录

下卷　临证论治

上卷 积热总论

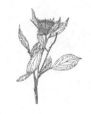

积热源流

积热者，积滞化热，胃强脾弱，食而不消所致。初郁胃肠，久积化火，阳明热盛，充斥三焦，耗气伤阴，内郁外发，百病由生，涉及内、外、妇、儿各科疾病。积热源远流长，溯源明流，探求机制，方能知其发展轨迹，便于治疗。

一、秦汉时期

胃肠属阳明之论，最早见于《素问·至真要大论》："帝曰：'阳明何谓也？'岐伯曰：'两阳合明也'。"《灵枢·本输》云："大肠、小肠皆属于胃，是足阳明也。"明确胃肠属阳明。《灵枢·经水》云："足阳明……脉大血多，气盛热壮。"阳明经为多气多血之经脉，阳气强盛，最易化热生火。说明阳明热证即胃肠热证。

汉代张仲景《伤寒论》第180条所述"阳明之为病，胃家实是也"是阳明病总纲，凡阳明病皆实热。《伤寒论》第179条又分"太阳阳明""正阳阳明""少阳阳明"。其中"正阳阳明"与胃肠积热证类同，皆属阳明邪热炽盛或积滞化热实证。阳明热病是由外邪直中，或少阳误治转属，来势汹汹，火热炽盛、热盛伤津、阳明腑实是其特点。胃肠积热证则是由积化热成实，大都进程缓慢。《黄帝内经》（简称《内经》）、《伤寒论》所阐述"阳明热证，即胃肠之热证"，乃积热火毒，内郁外发，充斥三焦，百病由生，实乃胃肠积热病之源头。

二、魏晋时期

隋《诸病源候论》是中医最早的病源症状学专著，为前朝医著之集大成者，篇幅宏大，分为 67 门，计 1739 论，囊括临证各科，保留近 300 种古医籍佚文，对后世影响很大，宋以后医著中病源症状亦多以此为据。《四库全书》评谓：《内经》以下自张机、王叔和、葛洪数家书外，此为最古。究其要旨，亦可云证治之津梁矣。"该书可视作魏晋之后的医药文献集大成者，并有发展、深化。

《诸病源候论·热病候》云："热病者，伤寒之类也。"依六经传变，经尽当愈，反不愈者，毒气甚也！欲再传经，再经者，经络重受病也。外邪直中，亦涉足阳明胃肠，如《热病·二日候》云："热病二日，阳明受病，病在肌肉，故肉热、鼻干、不得眠。"阳明多气多血，阳热亢盛，最易化火成毒。《热病·烦候》云："此由阳胜于阴，热气独盛，否结于脏，则三焦隔绝，故身热而烦也。"《热病·疱疮候》云："夫热病疱疮者，此由表虚里实，热气盛则发疮，重者周匝遍身。"《热病·口疮候》云："此由脾脏有热，冲于上焦，故口生疮也。"《热病·咽喉疮候》云："上实下虚，热气内盛，熏于咽喉，故生疮也。"《热病·大便不通候》云："夫经发汗，汗出多则津液少，津液少则胃干结，热在胃，所以大便不通。又有腑脏自生于热者，此由三焦否隔，脾胃不和，蓄热在内，亦大便不通也。"《诸病源候论》明言热病经尽不愈，毒气甚也！积热火毒，内郁外发，百病由生。

三、金元时期

刘完素"六气皆从火化"之说源于《素问·病机十九条》，强调火热致病的理论，提出"辛凉解表和泻热养阴疗法"，用于外感六淫时疫和内伤饮食所致积热胃肠之阳明热证，对明清温病学发展影响很大。

李杲李东垣师从张元素，主张"人以胃气为本，百病皆由脾胃衰而生也"。无论外感还是内伤，均以补脾胃之气为主，主张"甘温除热"，提出"补脾胃，泻阴火，勿用寒凉直折，忌用苦寒败胃、苦燥伤阴"。之后叶桂叶天士以甘凉益阴法补其不足，完善脾胃病论治，更为全面。

张从正师从刘完素，认为六气化火、内伤饮食皆邪气也。邪之加身，必驱邪外出，拦而留之何耶！故以"汗、吐、下三法"祛之，人称攻下派。尤其对于内伤饮食积滞，创制颇多效验良方，对后世阳明胃肠积热病的诊治影响很大。

朱震亨私淑刘完素、张从正、李杲的学术思想，师从罗知悌，贯通各家，综合其长，终成金元四大家之一。提出"阳常有余，阴常不足"而创阴虚相火论。善滋阴降火，人称滋阴派。

金元四大家皆引《黄帝内经》理论，遵经典、做临床、创新说，各有其长。刘完素火热论，主以清凉泻热养阴，外感、内伤之热皆宜。李杲脾胃论，以胃气为本，主以补脾胃，泻阴火，甘温除热。张从正攻邪论，认为外感、内伤皆邪之加身，概以汗、吐、下三法祛邪，邪去则正复。朱震亨相火论，以阳有余、阴不足立论，主以滋阴降火养阴。四家所论为积热论"消积导滞清胃火、通腑泻热排肠毒、益气养阴固其本"的治法提供了理论依据。

四、近现代时期

后世医家论述胃肠积热多宗《黄帝内经》，各有阐发。以河南中医药大学梁化龙教授为代表，认为阳明病包括阳明经证、阳明腑证、湿热证、血热证，皆以邪热炽盛，充斥三焦、经络、脏腑，耗气伤阴、动血昏谵为病机特点，进一步说明胃肠积热，百病丛生的机制。

由此看来，历代各家论述一脉贯通，与时俱进，渐至深化，代有发展，为"积热论"的形成奠定了理论基础，铺平了道路，是为积热源流。

积热论

余向重脾胃，既尊李杲补中升阳之脾胃论，又重叶桂胃阴说及明清诸大医对脾胃的论述，在学习、研究、运用脾胃学说过程中不断发现问题、解决问题，探求新知。应用之中，对《脾胃论·脾胃胜衰论》感觉其言犹未尽，故增补"食多而肥，身困乏力，积热火毒，内郁外发，诸病丛生，胃强脾弱也"一条，由此展开论述，以积热立论，构建积热病预防、治疗体系，广泛应用于论治内、外、妇、儿各科相关病证，疗效显著，是为"积热论"。

一、积热主证

积热证，由"胃强脾弱"，食而不消，郁积化热所致。

胃强者，阴火盛也，消谷善饥，愈食愈积，愈积愈热，愈热愈食，愈食愈积，形成恶性循环；积热蕴郁胃肠而口臭口疮、便秘恶臭、黑黏不爽；积热耗气伤阴，气虚生外寒，故形寒、肢冷；阴虚生内热，故五心烦热、自汗盗汗。

脾弱者，元气虚，卫阳不固，则身困乏力、虚汗淋漓；脾失健运，痰湿由生，可见虚胖臃肿、脘腹痞满、嗳气吞酸、舌胖有齿印、舌脉瘀阻、脉弦滑数等。

积热耗气伤阴，脾胃俱伤，脏腑皆损，致高血压、脂肪肝、痛风症等富贵病多发，心脑血管病接踵而至。湿热郁于肺胃气分，常见痤疮、湿疹；风湿毒郁，则易见头面、肢体、胸背疖肿、疖腮、丹毒、带状疱疹突发；肝胃郁毒则致乳痈；脾胃郁热则致乳蛾、口疮、唇风。女子以血为本，积热伤，化源亏，致冲、任、督、带俱损，统摄无权，则经带崩漏、胎产诸病屡发。总之，皆为积热火毒内郁外发所致也。

二、病因病机

积热证与当前生产发展、物质丰富、生活水平提高等因素相关。很多人缺乏健康意识，饮食不节，过食肥甘厚腻，胡吃海喝，故本证主要病机是胃强脾弱，食而不消，积热火毒内郁外发，百病由生。病位首在胃肠。热郁火毒，充斥三焦、五脏六腑，气血经络等功能损伤，代谢紊乱，致痰湿浊瘀等病理产物堆积。积为因，热为机，病为果。究其热，源于积，积不消，热不除，腑不通，毒不解，本不固，常反复。

三、治疗与用方

治积热证也当据证立法，遵李杲之论，补其不足，泻其有余。胃强者，阴火盛，火克食，消谷善饥，当消积导滞清胃火，积消热易除，火清不贪食；脾弱者，脾气虚，虚不运，积愈重，当补气健脾固其本，本固则不复伤。余热未清，宜择甘寒微苦、药食兼用之品，既清胃火，又无苦寒害胃之弊，更有甘而补脾、微苦健胃之功，慎用苦寒败胃之药；腑通热毒出，釜底抽薪矣！故立治法"消积导滞清胃火、通腑泻热排肠毒、消补兼施固其本"，乃祛邪扶正之法也。

依法选方，何宜耶？保和力逊，承气太过，消积有偏，唯枳术消补兼备为宜。取诸方之长，重组新方，以枳术之义、消积之用、保和之功、承气之力，权衡加减，择善而用，按君臣佐使配伍，名曰"枳术消积丸"。将其制为浓缩丸剂，可吞服免煎，节省资源，简捷方便，常备随用，未病先防，以达"消积导滞清胃火、通腑泻热排肠毒、消补兼施固其本"之目的。正谓单纯之病，用单方、对方、角方、四方（即一二三四，小方也），小方灵活，利于加减，功专也；复杂之证，用大复方，兼顾和谐，力全也！因证而异也。

枳术消积丸：炒莱菔子30g，槟榔10g，枳壳10g，焦山楂、焦神曲、焦麦芽（焦三仙）各10g，牵牛子10g，大黄15g，白头翁30g，连翘20g，蒲公英20g，三棱10g，莪术10g，生白术30g，甘草6g。

制法：焦山楂、连翘、蒲公英、白头翁煎煮两次取汁，合并备用；余药快速清洗、晾晒、烘干、打细粉（100目），以药汁泛丸，如梧桐子大，晾半干，低温60℃烘干，紫外线杀菌，干燥阴凉处密封保存。

方解：胃主受纳，脾主运化，脾胃气旺，饮食有节，纳运正常，则化源充足，精力充沛，身体自然健康，故曰"脾胃者，后天之本也"。盖胃肠属腑，泻而不藏。若内伤饮食，外感六淫，劳倦过度，皆伤脾胃。脾胃伤，则百病生。胃气伤，滞塞而不纳、食滞而作痛、积热而口臭；胃火盛，则消谷善饥、贪食无度、口舌生疮；脾气伤，失健运，则饱胀嗳气；积滞而胃痛吐泻；湿阻而痞满；气虚而汗水淋漓、血瘀而循环障碍。治之大法，遵李杲"补脾胃，泻阴火"之理念，泻其有余，补其不足，是为正治之法也。

首先消积导滞、通腑泻热，使积去则热除。莱菔子辛甘而平，入脾、胃、肺经。辛能行气，甘能益脾，既行脾胃气滞，又消积导滞，具推墙倒壁之力，推陈致新，故能治一切食积气滞，既有推而泻下之功，又无三黄苦寒败胃之弊，为之君。

积而气滞，痞塞胀满。枳壳苦、辛、微寒，入脾、胃经，气香味厚，苦能泄，辛能行，走而不守，行气之力较猛，能破气消胀，消积导滞；槟榔辛、苦、温，入胃、大肠经，辛散行气以除胀满，苦温降泄以通腑气。取此二味相须配对，共助君药消积导滞、除胀之力，为之臣。

饮食伤胃，取焦三仙，以消食化积而助运；积滞化热，佐苦寒降泻之品导热下行。牵牛子苦寒清降，入大肠，走谷道，治宿食不化、腹胀便秘；大黄苦寒沉降，善荡涤积热，通腑泻下，祛其邪，泄其热，保其津；白头翁苦寒，入胃、大肠经，凉血解毒，清肠泻热；余热未尽，佐以连翘、蒲公英等药食兼用之品，甘寒微苦，甘能益脾，微苦健胃，寒能清热而养阴，至为合宜。食积气滞而血瘀，血瘀化热。三棱、莪术辛苦温，入肝、脾经，相须为用，行气破血、消积散坚，治食积腹痛、胸腹满闷。积热瘀邪虽去，脾虚当补，故重用白术，合枳壳为枳术丸，消补兼备，健脾益气，补而不滞，既助运祛邪，又固本防复。取此12味药相互协作，共为之佐。甘草调和诸药，为之使。

全方共奏消积导滞清胃火、通腑泻热排肠毒、理气化瘀调气机、健脾补气固其本之功。

用法：重症每次9g，轻症6g，小儿酌减，每日2～3次，饭前温开水送服，或与汤剂配伍吞服。

积有久暂，症有轻重，故当量病服药，因人而异。中病良，勿太过。

功能：消积导滞、清泻胃火、理气化瘀、通腑排毒、健脾和胃、固本防复。

主治：食积伤胃，纳运失司，积热化火而致饱胀、胃痛、吐泻、嗳腐、吞酸、口臭、口疮、龈肿齿痛、大便恶臭、黑黏不爽、火毒疮疖、痤疮、脉弦细数、舌质暗红、苔黄厚腻或花剥苔、舌脉瘀阻、重舌赤肿等一派积热火毒之象。

积热病特征

积热病之邪热初郁胃肠，久积化火，阳明热盛，充斥三焦，耗气伤阴，内郁外发，百病由生，涉及内、外、妇、儿各科疾病。为把握未病先防、初病早治、已病防变、病愈防复的"治未病"思想和病程阶段，首先应了解积热病的临床特征、发病特征、人群特征，才能"观其外、知其内"，以便论析辨证，据证立法，遣药组方。

一、临床特征

只有掌握积热病的临床特征，才能从不同症状、体征表象出发而论析求本，即"审症求因""审因辨证"，观其外、知其内也。所以，掌握临床特征非常重要。

1.食郁胃肠　饮食不节伤脾胃，初起仅因纳运失司而显饱胀、嗳气、吞酸，或吐，或泻，或痛。初病邪轻，正气未衰，消而导之即愈。邪去正安，防微杜渐，初病早治之谓也。

2.积热胃肠　暴饮暴食，郁积化热，胃火亢盛，火克食而消谷善饥，口臭便秘，粪便黑黏不爽，口疮口苦，一派伤食积热化火征象。积为因，热为机，症为果。治以"消积导滞清胃火、通腑泻热排肠毒"，积消热除，腑通不秘，邪去正安，已病防变之谓也。

3.积热火毒　李杲《脾胃论·脾胃胜衰论》云："脾胃俱旺，

则能食而肥。"长此以往，愈食愈肥。胖人多虚、多湿、多痰而身困乏力、虚汗淋漓；积热火毒，内郁外发，诸病丛生，常见口疮、唇风、疖肿、痤疮、湿疹、丹毒、疱疹等顽疾多发。毒盛、湿重，正气已虚，当出重拳，消积通腑、清热解毒、化湿健脾，祛邪扶正为要，固本以防复也。

4.慢病体弱　脾胃俱虚，不能食而瘦，或久积损正，虚实夹杂，脏腑损伤，气机逆乱，证变疑难。当祛邪扶正，当泻则泻，当补则补，微药轻投，免伤胃气，待胃气来复，才能食消药布，渐渐康复，免疫力增强，实治法之巧，轻舟速行也。

5.气阴两伤　积热耗气伤阴，则阴阳失衡，阳虚则生外寒，肺卫不固而见畏寒肢冷、短气喘息、身困乏力、虚汗淋漓；阴虚生内热，则心烦易怒、手足心热、潮热盗汗、夜卧不寐。看似矛盾的两组症状，其实一也！皆因积热伤气耗阴所致。故当先消积导滞、通腑泻热，釜底抽薪也！终以益气养阴、固本防复。

6.脾胃俱病　食积伤胃，脾不能独行津液，亦随而病矣！脾胃俱病，纳运失司，痰湿瘀浊，阴邪凝滞，阳气必衰，百窍不通，脏腑损伤，功能逆乱，代谢失常，毒深热郁，百病由生。正损至极，邪气反彰，五脏六腑、四肢百骸俱病矣。寒热错综，虚实夹杂，证变疑难，脂肪肝、糖尿病、高尿酸、高脂血症等富贵病多发。治以顾护元气为本，先消积导滞，使积去热除，再健脾化湿、温通和胃。正所谓"五脏不和调于胃，胃和五脏安"。继以辨证论治。

二、发病特征

在掌握临床特征基础之上，需要从多方面探索、论析辨证，进一步"据证立法""依法选方"，并结合其人、其病、其时、其药，"权衡加减"，处以最合适的处方。然后选择"适宜剂型""最优途径"，加以"心理调适""饮食护理"，践行辨证论治全过程，将辨证论治十法融入每一个诊治过程中。这就需要掌握发病的特征，概括为以下三条。

1. **进展较缓**　积热发病相对缓慢，不若太阳直中阳明的急腹症危急。初病邪郁胃肠，消而导之即愈，按积滞轻重，十个消食饮任选、加减，或活用枳术消积丸。进一步发展，热积胃肠，消谷善饥、口臭便秘，当消积导滞清胃火，积去热易除，用枳术消积丸是也。再进一步，积热火毒，内郁外发，百病由生者，当消积导滞、清热解毒、通腑泻热，故以枳术为君，重拳出击，祛邪为要。后期康复，脾胃俱伤，气阴双虚，当补脾胃、泻阴火，益气养阴，固本防复。

十首消食饮

一消饮（单方）：炒麦芽30g。回奶良方。消食开胃，助消化。

二消饮（对方）：神曲20g，麦芽20g。开胃进食，消谷肉积，化食滞瘀。

三消饮：山楂30g，神曲15g，大麦芽15g。消食健胃助消化。

四消饮：山楂30g，神曲15g，大麦芽15g，广藿香20g。消食健胃助消化。

五消饮：山楂30g，神曲15g，大麦芽15g，炒莱菔子15g，炒枳壳15g。行气导滞消痞胀。

六消饮：炒山楂30g，神曲15g，大麦芽15g，炒莱菔子

15g，炒枳壳 15g，槟榔 15g。专治积滞伤食痢。

七消饮：炒山楂 30g，神曲 15g，大麦芽 15g，炒莱菔子 15g，炒枳壳 15g，槟榔 15g，连翘 20g（或蒲公英 30g）。消积导滞胃火清。

八消饮：炒山楂 30g，神曲 15g，大麦芽 15g，炒莱菔子 15g，炒枳壳 15g，槟榔 15g，连翘 20g，牡丹皮 20g。消积导滞火毒宁。

九消饮：炒山楂 30g，神曲 15g，大麦芽 15g，炒莱菔子 15g，炒枳壳 15g，槟榔 15g，连翘 20g，牡丹皮 20g，牵牛子 15g。消积导滞腑气通。

十消饮：炒山楂 30g，神曲 15g，大麦芽 15g，炒莱菔子 15g，炒枳壳 15g，槟榔 15g，连翘 20g，牡丹皮 20g，牵牛子 15g，大黄 15g。消积导滞积热康。

十首消食饮简便实用，以下歌诀可帮助理解记忆。

伤食麦芽单方化，或加神曲成对方，稍生三消加山楂，消食健胃助消化。四消饮中加藿香，辟秽消食口臭康。五消枳壳和卜子，行气导滞痞胀消。六消饮中加槟榔，专治积滞伤食痢。七消连翘或公英，消积导滞胃火清。八消饮中加丹皮，凉血泻火热毒清。九消饮中加二丑，消积导滞腑气通。十消饮中加大黄，积热胃肠一扫光。

2. 痰湿浊瘀　胃主受纳，脾主运化，脾胃俱病，则纳运失司，痰湿内生，更碍脾运，因而痰湿浊瘀等病理产物堆积，代谢紊乱，脏腑损伤，百病由生。

3. 富贵病多　现代社会生产发展，物质丰富，生活质量提高，本为好事。但因人们普遍缺乏科普知识，只知"好吃求口味"，不知"吃好求健康"；光顾"嘴馋"，不管"胃难"，胡吃海喝享口福！长此以往，恶果严重，肥胖、臃肿等富贵病多发。当前猝死、脑梗死、心肌梗死等危重症渐渐年轻化，给人们敲响了健康的警钟。此类病症当以预防为上，以期防患于未然也。

三、人群特征

因年龄、体质、生理、病理不同，人们的发病状况、病机、治法、康复、预后也有差异。不同人群发病各异，论治不同。

1. 婴儿　新生儿黄疸、湿疹、黑便等常由孕母嗜食辛辣、炙煿，引发积热火毒所致。治之当通腑排毒、利湿清热，积热除，正自复，药用生大黄、一捻金、茵栀黄之类是也。

2. 儿童　小儿脏腑娇嫩，脾胃虚弱，稚阳之体，易虚易实。多因喂养不当、寒热失宜、乳食不节、积滞化热，而致贪食、厌食、疳积、便秘、腹泻、发热、咳嗽、咽喉肿痛等。基本病机常是胃肠积热，阳明热盛，热郁于内，兼感寒于外，故有"无伤不感""没有内邪不遭外患"之说。所以，治疗小儿内伤多以消积导滞、清热健脾为主，即使是外感，也常兼消积，内邪除则外感消。反复缠绵者，病情复杂多变，寒热虚实互见，食滞、气滞、血瘀。久病脾气大伤，健运失，积愈重，气阴伤，疳积成！此时治之既要消积化疳、益气健脾、清热养阴，又当顾护津液、凉血化瘀，除专病专药外，食疗食养尤为重要。

3. 青年　青春年少之人，脾胃俱旺，能食而肥，过则为害。饮食不节，肥甘厚腻，食而不消，积滞化热。胃火亢盛，消谷善饥，愈食愈积，愈积愈热，愈热愈饥，形成恶性循环。积热火毒，内郁外发，因而多发口臭、便秘、痤疮、疖肿、口疮、唇炎等，乃胃肠道积热证。其基本病机是胃强脾弱。胃强者，阴火盛也！阴火者，邪火也，火克食则消谷善饥；脾弱者，虚也，虚则不运，痰湿由生，更碍脾运，食而难消。因而痞胀、肥胖、困乏、呆滞等症相继而生，正所谓"诸湿肿满，皆属于脾"。治当消积导滞、健脾化湿、清热泻浊祛其邪，继以健脾和胃固本防复。

4. 壮年　脾胃俱旺，能吃能喝，嗜食肥甘、辛辣炙煿，烟酒无度，以妄为常，饮食自倍，脾胃乃伤，积久坏本，则大厦将倾。因而肥胖、口臭、口疮、便秘、高血压、脂肪肝、糖尿病、痛风、疖肿、丹毒等富贵病多发，甚至心脑血管病接踵而至。防治此类问题首先应当改变生活方式，管住嘴，迈开腿，勿过食肥甘厚腻，而且要加强体育锻炼。积极有序、速效治疗，先消积导滞清胃火、通腑泻热排肠毒，去积热毒邪为要；继以补气健脾、祛痰化浊、活血消瘀为基本法则。始终以胃气为本，扶正祛邪兼顾，不可孟浪祛邪损正。正如张洁古所云："盖化积必借运气，专用克伐，脾虚气愈不运，安得去疾！须辅以健脾补气之药……若一味克伐，真气泻伤，故疾不去，新疾接至矣。"

5. 老年　积热病，青壮年多实，由实转虚；老年多虚，由虚转实，虚实夹杂，复杂多变，治尤疑难，与脾胃之气胜衰关系密切。年老体弱者，因脾失健运，消化吸收不良，脾不为胃行其津液，则五脏六腑、四肢百骸皆失其养而更加虚弱，脾胃病则百病生。同时因脾虚不运，食而难消，积滞于中，郁而化热，热则消谷善饥，加重脾胃负担，由脾虚转胃肠积热，"胃家实"之谓也！阴火愈盛，气阴愈伤。阳虚生外寒，而畏寒肢冷、虚汗不止、困乏无力，脾胃之气愈虚，正气不支，后天之本毁矣；阴虚生内热，而自汗盗汗、五心烦热、口干口臭、纳差食少、恶心干呕、便秘饱胀等症遂生，气阴竭也。治疗之法，直补当忌，健脾不妥，消积不宜，导滞破气，苦寒败胃，滋阴腻膈，唯消补兼施、清泻并用则邪去正复，终以健脾和胃、益气养阴、活血疏肝而和调脏腑功能，以使"饮入于胃，游溢精气，上输于脾，脾气散精，上归于肺，通调水道，下输膀胱，水精四布，五经并行，合于四时五脏阴阳，揆度以为常也"（《素问·经脉别论》）。

积热病预防

未病先防、已病防变、病愈防复是中医治未病思想的核心。积热病预防，也应遵循这一规律。

饮膳四要

积热可发生于任何年龄段，而其首要病因乃饮食失节，脾胃失调。李杲曰："百病皆因元气虚而生。"小儿稚阳之体，脾胃发育尚未完善，老人脏腑功能衰退，故小儿、老人脾胃虚弱，此是内因；加之饮食不当、六淫时邪外袭，易发积热。青壮年积热多发，原因主要是饮食不节。时下因饮食不节所致胃强脾弱之象多见，积热病多发，所以饮食有节特别重要，故在此撰《饮膳四要》以告诫患者，普及大众，改变观念，防患于未然，以期达到"健康人生"之目的。李时珍云："饮食者，人之命脉也。"高度概括了饮食之重要性。

饮食之要有四：吃什么，喝什么，咋吃喝，常排毒。这"一进一出"是个系统工程，称之谓"饮膳四要"。

一、吃什么

饮食，是人体生命活动所需能量的唯一来源，消耗了能量就得补充。选择什么样的食物来补充能量，并非人人皆知，更谈不上清晰。民间流行的"粗茶淡饭保平安"的俗语，恰恰道出了中华民族传统饮食观之科学性，中国人的膳食结构充分体现了这一科学观念，形成了现代中华民族的"食物指南金字塔"，与现代联合国推荐的饮食结构基本相符。《素问·脏气法时论》中"五谷为养，五果为助，五畜为益，五菜为充，气味和而服之，以补精益气"的论述，充分体现了这一科学观念，无疑是中华民族营养学智慧的结晶。

五谷为养。古语有"五谷宜为养，失豆则不良"之说。五谷中缺少赖氨酸，而豆类中赖氨酸含量丰富，互补而全矣！五谷杂食，粗细搭配，成分互补，营养全面，切忌单一、偏食、挑食，民谚说"吃不全，长不圆"，即此谓也。五谷中米、麦最能健脾养胃、补肺气、助五脏、厚肠胃，尤以小米、玉米煮粥香美益人，调中开胃，皆可长久赖以为命者。老玉米粥营养非常丰富。最近，德国一项研究表明，在所有主食中，玉米的营养价值和保健作用是最高的。玉米中的维生素含量非常高，为稻米、小麦的5～10倍。除了含有糖类、蛋白质、脂肪、胡萝卜素外，玉米中还含有核黄素、维生素等营养物质。玉米中钙的含量丰富，经测定，每100g玉米能提供近300mg的钙，几乎与乳制品中所含的钙差不多。这些物质对预防心脏病、癌症等有很大的好处。燕麦粥能降胆固醇、三酰甘油、血糖，并能减肥、通大便。荞麦中含有丰富的维生素P，可以增强血管的弹性、韧性和致密性。荞麦能促进细胞增生，降低血脂和胆固醇，软化血管，保护视力，扩张冠状动脉并增加其血流量，预防心脑血管疾病等。荞麦中丰富的烟酸能增强人体免疫能力，促进新陈代谢。荞麦还含有丰富的赖氨酸成分，铁、锰、锌等微量元素比一般谷物丰富，而且含有丰富的膳食纤维，具有很好的营养保健作用。以五谷固后天之本，奠定人体健康基础，故曰"五谷为养"。

五果为助。五果包括水果、坚果、油脂类等等，其中芝麻、核桃仁滋肾填髓，益智健脑，补肺气，益肝肾，养阴血，润五脏，填精髓，坚筋骨，明耳目，乌须发。新鲜水果易消化，好吸收，营养丰富，含维生素、热量等，有助于营养保健，故曰"五果为助"。

五畜为益。五畜包括畜、禽、蛋、鱼、虾，凡肉食是也，提供油脂、热量等，以其高蛋白、高热量、高营养，大益于人，故曰"五畜为益"。但该类食物适量为益，过则为害，正所谓："五畜适为宜，过而害非浅。"明代太医刘纯说："午时喝保元汤，勿食肉，进补而避肉毒，又进粗食小菜以裹肠毒……"保元汤，乃鱼、鸡、排骨等汤也；然后吃粗粮及小菜，以"避肉毒、裹肠毒"。但动物性食物不仅富含脂肪、胆固醇等物质，而且结构最复杂，难以分解、吸收，消化动物类食物要比消化其他食物消耗更多的能量。故凡脾胃虚弱者应选择易消化、好吸收的食物。在满足饮食消化、吸收营养的情况下，人体消耗的能量越少越好，用于其他生命活动的能量就越多，从而有充分的能量用于排出体内毒素。

五菜为充。李时珍《本草纲目》云："五菜为充，所以辅佐谷气，疏通壅滞也。"民谚"糠菜半年粮""粗茶淡饭保平安"之说可为印证。蔬菜富含多种维生素，营养丰富，易消化吸收。蔬菜富含叶绿素，被誉为"天然长寿药。"含镁的叶绿素与人体含铁的血红素结构极其类似，营养学家形象地称其为"孪生兄弟"。黄色蔬菜胡萝卜素含量丰富，其中胡萝卜、西瓜、南瓜、红薯、红辣椒含维生素 A 最多；红色蔬菜含番茄红素，番茄所含番茄红素最多，为脂溶性，一天一个炒着吃，有助于预防前列腺癌。紫色蔬菜富含花青素，具很强的抗氧化作用。

二、喝什么

日常饮用分四种水：天然水、纯净水、白开水、矿泉水。只要水是安全的，符合国家饮用水标准，就可放心饮用。人体组织含水 75%，大脑组织更多，85% 是水。正常人体一天需要补充 2500mL 水，除正常饮食所含水分外，还要补充 1000 ～ 1500mL，以白开水为主，茶水大益于人。少喝或不喝饮料。

三、咋吃喝

知道了饮食的重要性，可怎样吃喝才健康呢？这就需要讲究吃与喝的方法了。

1. 饮食有节　节者，节制、节律、规律也。固体食物，消化时间长，充饥饱腹为其长，如与汤粥等搭配，更为合理，日常有"原汤化原食""吃饭先喝汤，苗条又健康"之说，即是此意；液体饮食花样繁多，凡汤、粥、羹、糊、茶、酒（江米甜酒、黄酒、啤酒、加饭酒）、水是也，解饥渴、益脾胃、易消化、好吸收、富营养，凡老人、小儿、脾胃虚弱、大病初愈、消化不良者，最为合宜。

经云："胃实而肠虚，肠实而胃虚。"胃肠虚实交替有序，饮食有节，才能维护脾胃消化吸收功能。一日三餐间隔时间 4 ～ 6 小时，亦是符合人体胃肠道生理功能与代谢规律的。早餐至中餐 4 ～ 6 小时；中餐至晚餐 6 小时左右；晚餐至次晨早餐（扣除睡眠时间）是 5 ～ 6 小时。食物不同，所需消化时间不同，新鲜果蔬极易消化，只需要半个多小时；粥类 1 个多小时；馒头、米饭 3 个小时；肉食最难消化，需 4 ～ 6 个小时，所耗费能量最多。

2. 科学三餐　三餐合理，食勿过饱，未饱即止，七分正好。早餐宜好，质量应高，以富含蛋白质和糖类食物为主，以确保血糖维持在正常水平，从而保证人一天学习和工作所需充足的能量。午餐宜饱，以含糖高能量食物为主，补充能量。晚餐宜少，有利于睡眠（"胃不和则卧不安"）和减肥；夜餐并不好，即使需要，也应少进。

3. 早餐必食　早餐开启一天能量来源，特别重要。现在有很多人忽视早餐，岂不知不吃早餐危害甚多。

（1）成为引发胆囊炎、结石的核心因素。因为胆囊储存胆汁，进食后胆汁得以排泄，帮助消化，如果长期不进早餐，则胆汁很容易瘀积于胆囊，从而导致胆囊炎、结石。

（2）引起肥胖。不吃早餐，人体势必容易饥饿，午餐可能会多吃，且因胃肠空虚，食物的消化吸收率大幅度提高，易导致肥胖。有研究表明，不吃早餐的人，肥胖症的风险增大 31% 以上。

（3）导致人精力不集中。大脑所需能量的唯一来源是血糖，不吃早餐容易出现低血糖，人体容易出现精力不集中、反应迟钝、精神萎靡、工作效率低等现象。低血糖比高血糖的危害性要大十倍以上，轻则头晕，甚则昏厥，导致大脑细胞死亡。

（4）加速人体衰老。人体对能量的需求是第一位的，储存蛋白质就是储存能量。人体如果进食不足，缺少能量，为了急救就会主动分解自身储存的蛋白质，将其转化为葡萄糖。蛋白质是人体修复组织细胞的材料，蛋白质缺乏会导致人体皮肤干燥，加速衰老进程。

（5）导致胆固醇升高。有研究表明，不吃早餐的人比吃早餐的人胆固醇偏高 10%～30%，这可能是由于不吃早餐导致体内脂肪及胆固醇代谢异常所致。

4. 细嚼慢咽　常言道"细嚼慢咽，消化过半"，足见咀嚼的重要性。咀嚼是开启消化的第一道工序，是机械消化、化学消化的综合，既能刺激唾液分泌，助消化、抗菌、防癌，又能令食管、胃液加速分泌，利于消化。所以，咀嚼的过程不能少。切忌胡吃海塞、狼吞虎咽式的暴食。

5. 饥饱适度　过饱则易发积热病，更有"胃不和则卧不安"，不但影响成人，更影响小儿生长发育，生长激素分泌需熟睡 4 个小时以上最旺盛。故无论成人、小儿都勿过饱。但长期过饥，能量不足，缺乏蛋白质，影响脏腑生理功能而消瘦。正所谓："病生于过。"故不能过饱过饥。

6. 温度适宜　经云："热无灼灼，寒勿沧沧。"明确告诫饮食不可太热太冷，以免损伤口腔及食管、胃黏膜。胃喜温润，寒则易伤中阳、败胃气，引起胃痛、吐泻、消化不良等。饮水亦如此，温度以 30～40℃为宜，接近人的体温，符合生理需求和水的活性需要。

四、常排毒

陆拯《毒证论》说："毒生百病。"明确指出毒邪致病。所以，排毒要常态化。凡能致病之邪，皆为毒。毒之来源分内外。内者，机体一切生命活动代谢的废物，应及时排出，蓄积谓之内毒。外者，六淫时邪、疫疠异气、七情郁结、饮食不节，转化成毒。无论内毒、外毒，都必须及时清除，以免毒邪深化。这就是需要"常排毒"的缘故。

1. 排毒要常态化　机体正常时，代谢废物通过汗、尿、便、呼吸等途径排出体外；毒邪深入血分，则由肝、肾解毒过滤及淋巴系统的转运、分解排出体外。病理状态下，脏腑功能紊乱，功能失常，毒邪内瘀，脏腑受损，则百病丛生。所以，要维护生理功能，须排毒常态化。

2. 保证排便通畅　"大肠者，传化物而不藏。"肠道内环境复杂，最先老化，功能减退，影响消化、吸收、排泄，故有"人老肠先老"之说。便秘、梗阻、积热、毒瘀无出路，必然通过肝肠回路重吸收，加重肝肾负担。正如明朝太医刘纯说："人欲长生，肠欲常清。"东汉哲学家王充在《论衡》中也指出："欲得长生，肠中常清；欲得不死，肠中无滓。"就是说要保持大便畅通、常排毒，以求肠中清、益养生。现代研究发现，粪便长时间积于肠内会发酵，产生亚硝基化合物、甲基吲哚、苯丙苊等多种"积热火毒"物质，内郁外发，百病丛生，导致静脉回流受阻，出现食欲减退、口苦口臭、恶心腹胀、烦躁易怒、头晕乏力、心悸失眠等，引发痔疮、肛裂、脱肛等，还可诱发高血压、心肌梗死、脑中风和肠癌等疾病，严重危害人们的身体健康。所以，及时消积导滞清胃火、通腑泻热排肠毒，可以减缓肠道老化进程。

3. 维持淋巴系统正常　淋巴系统是机体防御机制的核心，通过全身所有细胞监控、收集、围歼，可以把废物和异化细胞（邪毒）通过错综复杂的过程分解并排出体外。故维护淋巴系统机体防御功能完整非常重要。

4.清血毒　无论外毒内毒，历经复杂的变化过程，终归血分，毒深病笃，至危也。入血犹恐耗血动血，直须凉血散血、解毒。以不变应万变，唯凉血、活血、解毒、清热、养阴为要。

总之，饮膳四要，是健康人生第一关，合理饮食，营养健身，常排毒素，就可少生病，不生病。

粥养胃气

粥最能健脾养胃，《脾胃论·脾胃胜衰论》云："胃中元气盛，能食而不伤。"饮食消化吸收全靠胃气。胃气者，水谷之气也！补中益气，健脾养胃，则元气盛。《黄帝内经》云："五谷为养。"陆游说粥养胃气，《随息居饮食谱》说粥饭为世间第一补人之物。著名豫剧表演艺术家马金凤，九十多岁仍中气十足，表演稳健、活泼，唱腔圆润、洪亮不减当年。她透露此中奥秘：年幼时练腔坏了嗓子，洛阳一位老中医告诉她喝面汤可养胃气、保嗓音，自此天天喝面汤，八十年如一日，才有此功。其实面汤是介于"汤""羹"之间的一种"粥"，质黏而稠，颗粒绵软，易消化，好吸收，养胃阴，益脾气，补中焦，富营养。面汤原料是小麦粉（白面），《本草备要》云："面粉甘温，补虚养气，助五脏，厚肠胃。"小麦，味甘微寒，皮微寒而面甘，入心、脾、肾经，具养心、益肾、除热、止渴、宁神、补脾、养胃、益阴、润燥之功。之所以养胃气能保嗓音，中医认为，胃气者，水谷之气也，无论先天真元之气，还是后天水谷之气，均与上、中、下三焦之气相通，皆水谷之化，胃气之异名耳！五脏六腑、四肢百骸皆禀气于胃。足太阴脾，三阴也，其脉贯胃、属脾、络咽，为胃行津液，上布而润养咽喉，转输而营运周身。故以粥养胃气则胃气旺，肺气足，土生金也！肺主一身之大气，肺气足则周身之气旺，故能利咽喉、保嗓音。由此看来，胃气者，后天之本也，凡脾胃虚弱之人，尤其老人、小儿、大病康复者，以汤、粥、羹、糊、茶、酒（江米甜酒）调养最为得宜。

预防脾胃病从娃娃抓起

"一方水土养一方人"，是说某个地域的自然环境、风土人情、饮食习惯、方言文化，造就了自幼生长在那里的人们一切习惯，终生都不易改变。因此，不失时机，早期培养婴幼儿的饮食习惯和脾胃习性，增强其消化吸收功能，可使其广食性、健脾胃、强免疫，并避免小儿偏食、挑食等不良习惯和厌食、积滞、疳积等疾病的发生，使之受益终生，这就是防治脾胃病从娃娃抓起的理由。

小儿脏腑清灵，喂养以母乳优先。6个月龄时，需添加谷类饮食，"婴儿全养糊"就是行之有效、营养全面的理想食疗佳品，可培养婴幼儿胃气与饮食习性和适应性，使其逐渐过渡到成人的饮食习惯。《素问·脏气法时论》云："五谷为养，五果为助，五畜为益，五菜为充，气味和而服之。"

五谷为养者，以米、麦面、山药作粥最能健脾养胃益肾，以固先后天之根本。怀山药、麦面、米补肺气，健脾胃，助五脏，厚肠胃，补中益气，煮粥可养胃厚肠，制汤则益胃除湿。小米、玉米煮粥香美益人，调中开胃。

五果为助者，水果、坚果是也。如芝麻、核桃仁补肺气，益肝肾，润五脏，填精髓，坚筋骨，明耳目，滋阴润燥，益智健脑。

五畜为益者，如鸡肝、鸡子黄补肝明目，益气生血，化痞消积，开胃进食，滋阴润燥，养血息风；且富含锌、钙、磷、铁等微量元素和维生素 A、维生素 B_1、维生素 B_2、维生素 C 等，大益于人。

五菜为充者，补充也，补充多种维生素。

选取以上五谷、五果、五畜、五菜中数种食材为原材料，炒香熟为粉即成"婴儿全养糊"。

巧用枳术治未病

枳术消积丸是积热病的主方，巧用可治未病。

1. 未病先防，防患于未然。遵"胃肠属腑，泻而勿藏，以通为用，以泻为补"之旨，及汉代养生学家王充"欲得长生，肠中常清；欲得不死，肠中无滓"的养生之道，每隔一段时间服"枳术消积丸"2～3 次，以洁腑清肠，排毒养颜，养生保健，防病于未然。

2. 初病早治，偶有饮食伤胃，积滞胃肠，服枳术消积丸2～3 次，消而导之即愈。"已病早治，防变之谓也"。

3. 久积化火，积热火毒，内郁外发而见便秘恶臭、黑黏不爽、痤疮蜂起、疖肿不断、咽喉肿痛、咽痒即咳、口臭口疮者，可重剂顿服或随汤剂吞服"枳术消积丸"。如体壮邪实，通腑排毒、泻热保津之后，积去热除，则诸症释然。"急症重拳，邪去正安"也；如慢病体弱，脾虚失运，纳少运迟，积久难消，消化不良者，则可小量常服"枳术消积丸"，以磨积消谷，健脾助运，待胃气来复，则食消药布，"固本以防复也"。

4."胃不和卧不安"者，服"枳术消积丸"以消积导滞、清泻胃火，积消热除，虚火勿扰，则神安而眠矣。

此药之用，未病先防，已病防变，重症重拳，慢病微调，胃和而眠安，固本以防复也！此实养生之道，治未病之举。

病愈防复

"正邪论与疾病观"认为，病愈防复须抓两条：一乃清除余邪，二为扶助正气。"正气存内，邪不可干。"正气者，元气也。大病初愈，元气未复，气血尚虚，当固本以防复也。基于人以元气为本，气旺则血生。气为血帅，帅血而行；血为气母，资气循环。脾胃为元气之府、气血之源，气足则血生，陈嘉谟《本草蒙筌》云："参芪甘温，俱能补益，但人参唯补元气调中，黄芪兼补卫气实表。"补真元之虚，非人参莫属，党参未可及也。仲景用人参补阴阳、气血、津液之全，非单补气也。补精血、益肝肾，非九蒸熟地不可。故余以六君子汤加人参、黄芪、熟地黄、鸡血藤，创"参芪六君浓缩丸"，是为气血、阴阳、津液全补之良剂。且肺、脾、肾三脏得补，益火生土，土生金，金生水也！肺主一身之大气，肺气旺则周身之气足，气足以生血，气血俱旺，循环无端，百病不生，身体健康。正谓："气血调和，百病不生。"采用浓缩丸者，因其精制量小，简捷方便，常用于病后康复，固本以防复也。

中卷 辨证与用药

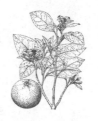

积热辨治六层总纲

病有久暂，邪有深浅，症有轻重，元气有盛衰，其症状不一，辨治之法也各异，于此条分六层，是为积热辨治六层总纲。

（一）积热初起，邪郁胃肠

饮食不节则伤胃，胃既病则脾无所禀受，故亦从而病也！脾胃俱病，纳运失司，而饱胀、嗳气、吞酸、嘈杂，或吐、泻、痛等症相继发生。初病邪轻，正气未衰，积滞而然；假正盛邪实，消而导之即愈。邪去正安，防微杜渐，初病早治，防变之谓也。

（二）积热久郁，阳明热盛

暴饮暴食，郁积化热，胃火亢盛，火克食而消谷善饥、口臭便秘、黑黏不爽、口疮口苦，一派积热化火征象。积为因，热为机，症为果。治以"消积导滞清胃火、通腑泻热排肠毒"。积消热易除，火去不贪食，腑通不便秘。若慢病体弱，饱胀嗳气，纳差食少，强食积热，干呕恶心者，也当消积清热益胃阴，积热去，气阴复，则胃肠舒也。已病速治，慢病微调，邪去正安。

（三）积热火毒，内郁外发

积热火毒，内郁外发，诸病丛生，多见口疮、唇风、疖肿、痤疮、湿疹、丹毒、疱疹顽疾。此乃毒盛湿重，正气已虚，当出重拳，消积通腑、清热解毒、化湿健脾，祛邪当先，扶正为要，固本以防复也。

（四）积热损正，虚实夹杂

《脾胃胜衰论》云："脾胃俱旺，能食而肥。"胖人多虚、多湿、多痰。虚者，气也。困倦乏力，虚汗淋漓，动则益甚。痰湿者，阴也！身困重，欲睡，四肢不举，胸闷气短，舌淡体胖，苔白厚腻。湿为阴邪，黏腻难除，当利湿化痰为先，健脾助运固本，祛邪以扶正也。

（五）积热内郁，耗气伤阴

积热于内，耗气伤阴，则阴阳失衡。阳虚生外寒，肺卫不固，可见畏寒肢冷、短气喘息、身困乏力、虚汗淋漓；阴虚生内热，则心烦易怒、手足心热、潮热盗汗、夜卧不寐。看似矛盾的两组症状，其实一也，皆因积热伤气耗阴所致。故当先消积导滞、通腑泻热，釜底抽薪也！终以益气养阴、固本防复。

（六）积热伤元，阳衰阴凝

食积伤胃，胃既病，脾无所禀受，故亦从而病也！脾胃俱病，纳运失司，痰湿瘀浊，阴邪凝滞，阳气必衰，百窍不通，脏腑俱损，功能逆乱，代谢失常，热郁毒深，正损至极，邪气反彰，五脏六腑、四肢百骸俱病矣！脂肪肝、糖尿病、高尿酸、高脂血症等富贵病多发。至此，虚实夹杂、寒热错综，证变疑难，治尤难辨，总以胃气为本，扶正祛邪，当补则补，当泻则泻，果敢审慎，消积导滞，理气活血，化瘀通络，健脾化湿，温通和胃，以求正复。正所谓"五脏不和调于胃，胃和五脏安"。

积热要药

脾胃有病，自当治脾，然脾属土，居中州，心、肺、肝、肾列四旁。中州之病，必殃四邻，四旁之疾，必趋中州。五脏不和调于胃，胃和五脏安，故善治脾胃者，当调五脏。调脾胃药不限于参、芪、苓、术、草之补气健脾，及山楂、神曲、麦芽、枳壳之消导和胃。六淫时疫、饮食劳倦、七情郁结皆可伤脾胃。脾胃病复杂多变，虚实寒热互见，故当补则补，当泻则泻，寒者温之，热者寒之。阳明胃肠，多气多血，最易化热致瘀，又当凉血散血、活血化瘀。根据积热病的病因病机和治法，辨证拟方，汤剂为先，力大、功专、灵活、自便，服之"如汤沃雪"，无可替代。首诊、急危重症时多用汤剂。此处介绍常用的中药饮片。

积热辨治总纲分六层，积热用药亦分六类，非一一对应，纯属巧合，但亦揭示积热病病机复杂，必须采用多类药物应对。

一、消积导滞类

积热之病，由积化热，首郁胃肠。胃肠属腑，泻而勿藏，以通为顺，以泻为补。消积导滞，积去热除正自复。故首以消积导滞之法治之，优选最常用中药六种，简介如下。

1. 炒莱菔子

【概述】辛甘，平，归脾、胃、肺、大肠经，擅消食导滞、降气化痰，主食积气滞、脘腹胀满、便秘、腹泻、下痢后重、咳嗽多痰、气逆喘满。

【文献】朱震亨：莱菔子治痰，有推墙倒壁之功。《本草纲目》认为莱菔子长于利气，生能升，熟能降。升则吐风痰，散风寒，发疮疹；降则定痰喘咳嗽，调下痢后重，止内痛，皆是利气之效。《本草经疏》认为莱菔子味辛过于根，以其辛甚，故升降之功亦烈于根也。《本草新编》认为莱菔子（萝卜子）能治喘胀，然古人用于人参之中，反奏功如神。人参原是除喘消胀之药，莱菔子最解人参，何以同用而奏功乎？夫人参之除喘消胀，乃治虚喘虚胀也，虚证反现假实之象，人参遽然投之，直至其喘胀之所，未能骤受，往往服之而愈喘愈胀者有之，虽所增之喘胀乃一时之假象，少顷自然平复，然终非治之之善，少加萝卜子以制人参，则喘胀不敢增，而仅得消喘胀之益，此所谓相制而相成也。或问萝卜子专解人参，一用萝卜子则人参无益矣，此仅知萝卜子而并不知人参者也。人参得萝卜子，其功更神，盖人参补气，骤服气必难受，非止喘胀之症为然，得萝卜子以行其补中之利气，则气平而易受，是萝卜子平气之有余，非损气之不足，实制人参以平其气，非制人参以伤其气也。《医学衷中参西录》载：莱菔子，无论或生或炒，皆能顺气开郁，消胀除满，此乃化气之品，非破气之品。盖凡理气之药，单服久服，未有不伤气者，而莱菔子炒熟为末，每饭后移时服钱许，借以消食顺气，转不伤气，因其能多进饮食，气分自得其养也。若用以除满开郁，而以参、芪、术诸药佐之，虽多服久服，亦何至伤气分乎。《日华子本草》载：（莱菔子）水研服，吐风痰；醋研，消肿毒。《日用本草》载：治黄疸及皮肤目黄如金色，小水热赤。《随息居饮食谱》载：治痰嗽、齁喘、气鼓、头风、溺闭、误服补剂。

【应用】莱菔子最解人参，何以相伍而功如神？人参大补元气治之虚，骤补拒之反胀满，少佐莱菔子以平其气，非伤其气，乃配伍之妙也。莱菔子，或生或炒，皆能顺气开郁、消胀除满，此乃化气之品，非破气之药。莱菔子炒熟为末，佐餐少许，借以消食顺气、助消化，胃气自得其养也。正所谓"胃肠属腑，以通为用，以泻为补"。若用以除满开郁，而以参、芪、术诸药佐之，虽多服久服，亦何至伤气分乎！胃肠积热，常以此顺气开郁、消积除胀，积消热除矣！故枳术消积丸以此为君，取其辛甘而平，辛能行气，甘能益脾，既行脾胃气滞，又消积导滞，具推墙倒壁之力，推陈致新，故能治一切食积气滞。既有推而泻下之功，又无三黄苦寒败胃之弊，良品也。

2. 牵牛子

【概述】苦，寒，归肺、肾、大肠、小肠经。擅利水通便、祛痰逐饮、消积杀虫。主水肿、腹水、大便秘结、积滞化热。

【文献】《本草正义》：牵牛，善泄湿热，通利水道，亦走大便。《别录》谓其苦寒，古今主治，皆用之于湿热气滞，实肿胀满，二便不通，专破气分之壅滞，泄水湿之肿满，除风利便。

【应用】牵牛辛烈、苦寒清降。入大肠，走谷道，消积驱虫。入肾经，走水道，行水利尿。此物甚滑，通泄是其专长，泻人元气，不可过用，中病良，勿太过。若病湿胜不得气化，致大小便不通，则宜用之耳，湿去则气得周流，当以健脾固本防复。积热胃肠，便秘黑黏不爽，乃积热垢浊为患，以牵牛子合白头翁、槟榔、黄芩、苦参等苦寒降泻之品，以消积导滞、通腑泻热，则积热可去，事半功倍，釜底抽薪也。

3. 槟榔

【概述】苦辛涩，温，归胃、大肠经。擅消积驱虫、下气行水；主治食积虫积、脘腹胀痛、泻痢后重、脚气水肿。

【文献】《本草经疏》谓：槟榔，入手、足阳明经。夫足阳明为水谷之海，手阳明为传导之官，二经相为贯输，以运化精微者也。二经病则水谷不能以时消化，羁留而生痰癖，或湿热停久，则变生诸虫，此药辛能散结破滞，苦能下泄杀虫，故主如上诸证也。甄权：宣利五脏六腑壅滞，破胸中气，下水肿，治心痛积聚。《日华子》谓：下一切气，通关节，利九窍，健脾调中，破癥结。李珣谓：主奔豚气，五膈气，风冷气，脚气，宿食不消。

【应用】一物两品，果实为槟榔，外壳即大腹皮，二者同中有异。槟榔性沉重，消有形之积滞，如枳术消积丸中用槟榔治积滞不化；大腹皮性轻浮，散无形之滞气。如大槟榔丸则二者同用，以消积导滞、行气利水，治痞满水肿。诸治之功，皆取其辛温走散、破气坠积，下肠胃有形之物耳！故为积热病常用之品。

4. 山楂

【概述】酸甘，微温，入脾、胃、肝经，消积化痞、破气散瘀。主治食物积滞、脘腹痞满、瘀血疼痛。

【文献】《本草经疏》曰：山楂，有积滞则成下痢，产后恶露不尽，蓄于太阴部分则为儿枕痛。山楂能入脾胃，消积滞，散宿血，故治水痢及产妇腹中块痛也。大抵其功长于化饮食，健脾胃，行结气，消瘀血，故小儿产妇宜多食之。《本草通玄》曰：山楂，味中和，消油垢之积，故幼科用之最宜，核有功力，不可去也。《本草求真》曰：山楂，所谓健脾者，因其脾有食积，用此酸咸之味以为消磨，俾食行而痰消，气破而泄化，谓之为健，止属消导之健矣。至于儿枕作痛，力能以止；痘疮不起，力能以发；犹见通瘀运化之速。《本草纲目》曰：古方罕用，故《唐本草》虽有赤爪，后人不知即此也。自丹溪朱氏始著山楂之功，而后遂为要药。按《物类相感志》言，煮老鸡、硬肉，入山楂数颗即易烂，则其消肉积之功盖可推矣。化饮食，消肉积、癥瘕、痰饮痞满吞酸、滞血痛胀。《医学衷中参西录》曰：山楂，若以甘药佐之，化瘀血而不伤新血，开郁气而不伤正气，其性尤和平也。

【应用】积滞不化、积热不退，尤兼肉积者，焦山楂、炒莱菔子、槟榔、枳实以消而导之，使积去热除。胃肠热甚者，加白头翁、黄芩以清之。积滞伤脾，脾失健运者，加枳、术消补兼施。血瘀腹痛者，用生山楂、三棱、莪术、鸡血藤以破气化瘀、活血通络。气虚者，黄芪、白术补气健脾以助运，气行血活也。山楂，大能克化饮食，但脾虚失运、不思饮食、无积或过用者，反克伐脾胃生发之气，适得其反。大凡有化饮食、健脾胃、行结气、消瘀血四大功用。常以山楂、炒决明子、葛根、生普洱四味粉碎泡茶饮，防治高血压、高脂血症，简便廉验。

5. 三棱

【概述】辛，微温，归肝、脾经，擅破血行气、消积止痛，主癥瘕痞块、瘀滞经闭、痛经、食积胀痛、胃痛。

【文献】王好古曰：三棱，破血中之气，肝经血分药也。三棱、莪术治积块疮硬者，乃坚者削之也。通肝经积血，治疮肿坚硬。《医学衷中参西录》曰：三棱气味俱淡，微有辛意；莪术味微苦，气微香，亦微有辛意，性皆微温，为化瘀血之要药。以治男子痃癖，女子癥瘕、月经不通，性非猛烈而建功甚速。其行气之力，又能治心腹疼痛、胁下胀疼，一切血凝气滞之症。若与参、术、芪诸药并用，大能开胃进食，调血和血。若细核二药之区别，化血之力，三棱优于莪术；理气之力，莪术优于三棱。《本草经疏》谓：三棱，从血药则治血，从气药则治气。老癖、癥瘕、积聚、结块，未有不由血瘀、气结、食停所致，苦能泄而辛能散，甘能和而入脾，血属阴而有形，此所以能治一切凝结停滞有形之坚积也。洁古谓其：能泻真气，真气虚者勿用，此见谛之言也。故凡用以消导，必资人参、芍药、地黄之力，而后可以无弊，观东垣五积方皆有人参，意可知矣。何者？盖积聚癥瘕，必由元气不足，不能运化流行致之，欲其消也，必借脾胃气旺，能渐渐消磨开散，以收平复之功，如只一味专用克消，则脾胃之气愈弱，后天之气益亏，将见故者不去，新者复至矣。戒之哉。

【应用】临证参、术、芪诸药并用，大能开胃进食，补气生血。在治疗老癖、癥瘕、积聚、结块时，凡用以消导，必资人参、芍药、地黄之力，而后可以无弊。盖积聚、癥瘕，未有不由血瘀、气结、食停所致元气不足，不能运化流行所致也，欲其消也，必借脾胃气旺，能渐渐消磨开散，以收平复之功，如只一味专用克消，则脾胃之气愈弱，后天之气益亏，将见旧疾未愈，新病又加矣。

6. 莪术

【概述】辛苦，归肝、脾经，擅行气破血、消积止痛，主治血气心痛、饮食积滞、脘腹胀痛、血滞经闭、痛经、癥瘕瘤痞、积块。

【文献】《本草经疏》曰：心腹痛者，非血气不得调和，即是邪客中焦所致。中恶、痓忤、鬼气，皆由气不调和，脏腑壅滞，阴阳乖隔，则疫疠、痓忤、鬼气得以凭之。术气香烈，能调气通窍，窍利则邪无所容而散矣。解毒之义，亦同乎是。其主霍乱、冷气、吐酸水及饮食不消，皆行气之功也，故多用酒磨。又疗妇人血气结积，丈夫奔豚，入肝破血行气故也，多用醋磨。

【应用】参见三棱条。

二、清泻胃肠类

火之最烈者，莫过阳明火焰，阳明胃肠积热是积热病之重要病机。积热之邪既耗气，又伤阴，损正之极，清泻胃肠积热是关键治法，选最常用之中药五种，简介如下。

1. 白头翁

【概述】甘，寒，归胃、大肠经，擅清热解毒、清胃肠热毒、止痢、燥湿杀虫，主赤白痢疾、湿疹、痤疮、积热火毒、鼻衄、崩漏、血痔、寒热温疟、带下、阴痒、瘰疬、痈疮、目赤痛。

【文献】《本草纲目拾遗》载：去肠垢，消积滞。《本草经疏》载：白头翁，暑伏足阳明经，则发温疟；伏手阳明经，则病毒痢，滞下纯血；狂易鼻衄者，血热也；寒热者，血瘀也；癥瘕积聚、瘿气，靡不由血凝而成。积滞停留则腹痛，金疮血凉则痛自止。苦能下泄，辛能解散，寒能除热凉血，具诸功能，故悉主之，殆散热凉血行瘀之要药欤。《本草汇言》载：凉血，消瘀，解湿毒。《现代实用中药》载：疗咽肿。

【应用】白头翁苦寒，入胃、大肠经，苦能下泄，寒能除热凉血，是治阳明胃肠积热的要药。能凉血、消瘀、解湿毒、去肠垢、消积滞、疗咽肿，治秃疮、瘰疬、疝瘕、血痔、偏坠、消疣。常用于阳明火盛，见诸消谷善饥、口臭便秘、黑黏不爽、肠热痢疾、痔漏肿毒等。

2. 连翘

【概述】苦，微寒，归肺、心、胆经，擅清热解毒、消痈散结、清心胃郁火，主风热感冒、温热时疫、痤疮、疖肿、食积发热。

【文献】《神农本草经》载：主寒热，鼠瘘，瘰疬，痈肿恶疮，瘿瘤，结热。《日华子本草》载：通小肠，排脓。治疮疖，止痛，通月经。

【应用】金银花、连翘是最常用清热解毒圣药，广泛应用于临证各科，凡热毒证皆可应用，与辛凉解表药为伍，治温病初起、痘疹未透、疮疡之初而表证者；与苦寒药为伍，治湿热毒盛、赤痢、疫痢、目疾赤肿、咽喉肿痛等；与凉血药为伍，治热毒传入营血，发斑、神昏心烦等。

3. 蒲公英

【概述】甘，寒，归肝、胃经，擅清热解毒、消痈散结、养阴凉血、舒筋固齿、泻火通乳，主肠痈、感冒发热、咽喉肿痛、齿痛龈肿、咳嗽、胃火、食毒、肠炎、痢疾、噎膈。

【文献】《本草新编》载：蒲公英，至贱而有大功，惜世人不知用之。阳明之火，每至燎原，用白虎汤以泻火，未免太伤胃气。盖胃中之火盛，由于胃中土衰也，泻火而土愈衰矣。故用白虎汤以泻胃火，乃一时之极宜，而不可恃之为经久也。蒲公英亦泻胃火之药，但其气甚平，既能泻火，又不损土，可以长服久服而无碍。凡系阳明之火起者，俱可大剂服之，火退而胃气自生。但其泻火之力甚微，必须多用，一两，少亦五六钱，始可散邪辅正耳。或问，蒲公英泻火，止泻阳明之火，不识各经之火，亦可尽消之乎？曰：火之最烈者，无过阳明之焰。阳明之火降，而各经余火无不尽消。蒲公英虽非各经之药，而各经之火见蒲公英则尽伏，即谓蒲公英能消各经之火，亦无不可也。或问，蒲公英与金银花，同是消痈化疡之物，二物毕竟孰胜？夫蒲公英止入阳明、太阴二经，而金银花则无经不入，蒲公英不可与金银花同论功用也。然金银花得蒲公英而其功更大。《医林纂要》载：蒲公英能化热毒，解食毒，消肿核，疗疔毒、乳痈，皆泻火安土之功。通乳汁，以形用也。固齿牙，去阳明热也。人言一茎两花，高尺许，根下大如拳，旁有人形拱抱，捣汁酒和，治噎膈神效。吾所见皆一茎一花，亦鲜高及尺者，然以治噎膈，则有可得效之理也。《随息居饮食谱》载：清肺，利嗽化痰，散结消痈，养阴凉血，舒筋固齿，通乳益精。

【应用】胃火之盛，是积热的主要病机，临证用蒲公英最宜，既能泻胃火，补脾和胃，又不损土，久服而无碍，凡阳明之火起者，俱可大剂服之，火退而胃气自生，甘而微苦，健胃益阴之功也！蒲公英与金银花同是消痈化疡之物，二物同中有异：蒲公英只入阳明、太阴二经；金银花则无经不入，然金银花得蒲公英而其功更大。

4. 大青叶

【概述】甘，寒，归肝、心、胃、脾经，擅清热解毒、凉血化斑，主高热烦渴、神昏、斑疹、吐血、衄血、黄疸、泻痢、丹毒、痤疮、疖肿。

【文献】《本草纲目》谓：大青，能解心胃热毒，不特治伤寒也。朱肱《活人书》治伤寒发赤斑烦痛，有犀角大青汤、大青四物汤，故《指掌赋》云：阳毒则狂斑烦乱，以大青、升麻，可回困笃。主热毒痢，黄疸，喉痹，丹毒。蓝叶汁，解斑蝥、芫青、樗鸡、朱砂、砒石毒。《本经逢原》谓：大青，泻肝胆之实火，正以祛心胃之邪热，所以小儿疳热、丹毒为要药。

【应用】大青能解心胃热毒，凉血化斑。痤疮、疖肿、丹毒、疱疹、紫癜，用之辄效。

5. 马齿苋

【概述】甘，寒，归大肠、肝经，擅清热解毒、凉血止痢、除湿通淋，主热毒泻痢、热淋、痈疮疔肿、赤白带下、崩漏、痔血。

【文献】《素问玄机原病式》曰：诸痛痒疮，皆属心火。马齿苋辛寒，能凉血散热，故主癥结、痈疮疔肿、白秃及三十六种风结疮，捣敷则肿散疔根拔，绞汁服则恶物当下，内外施之皆得也。辛寒通利，故寒热去，大小便利也。苦能杀虫，寒能除热，故主杀诸虫，去寸白，止渴；辛寒能散肺家之热，故主目盲白翳也。《本草正义》谓：马齿苋，最善解痈肿热毒，亦可作敷药，《蜀本草》称其酸寒，寇宗奭谓其寒滑，陈藏器谓治诸肿、破疢癖、止消渴，皆寒凉解热之正治。苏恭亦谓饮汁治反胃、金疮流血、诸淋，破血癖癥瘕，则不独治痈肿，兼能消痞。苏颂谓治女人赤白带下，则此症多由湿热凝滞，寒滑以利导之，而湿热可泄，又兼能入血破瘀，故亦治赤带。濒湖谓散血消肿，利肠滑胎，解毒通淋，又无一非寒滑二字之成绩也。《食疗本草》谓：明目，亦治疳痢。

【应用】马齿苋，最善解痈肿热毒、清胃肠湿热。外敷可消肿止血、止痒，治热淋、疮疡。

三、通腑排肠毒类

胃肠属腑，泻而勿藏，是最大的泄污排毒管道。积热火毒内郁，百病由生，通腑泻热排肠毒，犹釜底抽薪，事半功倍。选最常用之中药饮片三种，简介如下。

1. 大黄

【概述】苦，寒，归胃、大肠、肝、脾经，擅清热泻火、凉血祛瘀、通腑排毒，主治实热便秘、湿热泻痢、黄疸目赤、咽喉肿痛、口舌生疮、吐血咯血、便血尿血、蓄血经闭、血瘀腹痛、癥瘕积聚、跌打损伤、热毒痈疡、丹毒烫伤。

【文献】《汤液本草》曰：大黄，阴中之阴药，泄满，推陈致新，去陈垢而安五脏，谓如戡定祸乱以致太平无异，所以有将军之名。入手、足阳明，以酒引之，上至高巅，以舟楫载之，胸中可浮。以苦泄之性峻至于下，以酒将之，可行至高之分，若物在巅，人迹不至，必射以取之也，故太阳阳明、正阳阳明承气汤中俱用酒浸，唯少阳阳明为下经，故小承气汤中不用酒浸也。杂方有生用者，有面裹蒸熟者，其制不等。《本草正》曰：大黄，欲速者生用，泡汤便吞；欲缓者熟用，和药煎服。气虚同以人参，名黄龙汤；血虚同以当归，名玉烛散。佐以甘草、桔梗，可缓其行，佐以芒硝、厚朴，益助其锐。张仲景氏用大黄者，特以利毒而已，故各陪其主药，而不单用焉。合厚朴、枳实则治胸腹满；合黄连则治心下痞；合甘遂、阿胶则治水与血；合水蛭、虻虫、桃仁则治瘀血；合黄芩、栀子则治发黄；合甘草则治急迫；合芒硝则治坚块也，学者审诸。仲景方中用大黄者不止于兹，而以其用之之征，显然著明于兹，故不游赘也。《日华子本草》曰：通宣一切气，调血脉，利关节，泻壅滞、水气，四肢冷热不调，温瘴热痰，利大小便，并敷一切疮疖痈毒。

【应用】仲景方中用大黄经验最丰，配伍最妙，应用至广，可参而习之，推而广之。积热病"慎用"苦寒，勿"滥用"也，免败胃气。当用则用，确有神功。胃肠积热污浊之重者，非大黄、芒硝泡服不可荡涤也。

2. 芒硝

【概述】咸，寒，归肺、脾、胃、肾、三焦、大肠、小肠经，擅软坚泻下，主治实热积滞、腹胀便秘。

【文献】成无己谓：《内经》云：咸味下泄为阴。又云：咸以软之，热淫于内，治以咸寒。气坚者以咸软之，热盛者以寒消之，故张仲景大陷胸汤、大承气汤、调胃承气汤皆用芒硝以软坚去实热。结不至坚者，不可用也。

【应用】咸寒软坚泻热、荡涤通腑排毒为其长，用之得当，立竿见影，临证常用于胃肠积热污浊之重者，非大黄、芒硝泡服，不可荡涤也。无结坚实热者，勿用。中病良，无太过。

3. 生何首乌

【概述】苦、甘、涩，微温，归肝、肾经，擅润肠通便、消肿解毒、祛风止痒，主血虚头昏目眩、心悸失眠。肝肾阴虚之腰膝酸软、须发早白、耳鸣遗精用蒸；肠燥便秘、痔疮、久疟体虚、风疹瘙痒、疮痈瘰疬用生。

【文献】《本草纲目》曰：肾主闭藏，肝主疏泄，此物气温、味苦涩，苦补肾，温补肝，能收敛精气，所以能养血益肝，固精益肾，健筋骨，乌须发，为滋补良药，不寒不燥，功在地黄、天门冬诸药之上。《本草求真》曰：何首乌，诸书皆言滋水补肾，黑发轻身，备极赞赏，与地黄功力相似。独冯兆张辩论甚晰，其言首乌苦涩微温，阴不甚滞，阳不甚燥，得天地中和之气。熟地、首乌，虽俱补阴，然地黄蒸虽至黑，则专入肾而滋天一之真水矣，其兼补肝肾者，因滋肾而旁及也。首乌入通于肝，为阴中之阳药，故专入肝经以为益血祛风之用，其兼补肾者，亦因补肝而兼及也。一为峻补先天真阴之药，故其功可立救孤阳亢烈之危；一系调补后天营血之需，以为常服，长养精神，却病调元之饵。先天、后天之阴不同，奏功之缓急轻重亦有大异也。况补血之中，尚有化阳之力，岂若地黄功专滋水，气薄味厚，而为浊中浊者，坚强骨髓之用乎？斯言论极透辟，直冠先贤未有，不可忽视。《何首乌录》载：主五痔，腰腹中宿疾冷气，长筋益精，能食，益气力，长肤，延年。

【应用】何首乌苦、涩，微温，阴不甚滞，阳不甚燥，得天地中和之气。熟地黄、何首乌，虽俱补阴，然地黄气薄味厚，为浊中浊者，专入肾而滋水矣，兼补肝；首乌入肝，为阴中之阳药，益血祛风，调气血，悦颜色，散疮痈之用，兼补肾。各有侧重，用需斟酌。生用清热解毒、祛风疗疮、润肠通便；蒸用滋补肝肾、养血生发、填髓生精。验之临床，确极见功。积热火毒，内郁外发，疮疡、痤疮、疖肿、便秘，服之，内清外消，立竿见影，其效如神，用之多年，尚无不良反应。但近有报载：能损肝毙命，当引起注意，用之审慎。

四、燥湿拔毒类

饮食不节，劳倦过度，皆伤脾胃，脾胃俱伤，纳运失司，痰湿由生，湿热火毒，内郁外发，湿毒痒疮遂发。燥湿拔毒祛其邪，邪去正自复，故选最常用之中药三种，介绍如下。

1. 苦参

【概述】苦寒，归心、肝、脾、胃、肾经，有显著的清热拔毒、燥湿祛风、杀虫止痒作用。

【文献】《滇南本草》曰：凉血解热毒。《本草经百种录》曰：专治心经之火。现代研究显示，苦参含多种生物碱；有抗过敏和苦味健胃作用；对多种皮肤真菌、阴道滴虫均有抑制作用。

【应用】积热火毒，内郁外发而致湿疹、疮疡、瘙痒、痤疮等症，甚效。取苦参寒以清热解毒、苦以燥湿拔毒之功。

2. 土茯苓

【概述】甘淡，平，归肝、胃经。擅解毒除湿，通利关节，主淋浊、泄泻、筋骨挛痛、脚气、痈肿、疮癣、瘰疬、瘿瘤、带下症。

【文献】《滇南本草》曰：治五淋白浊，兼治杨梅疮毒、丹毒。《本草纲目》曰：健脾胃，强筋骨，去风湿，利关节，止泄泻。治拘挛骨痛、恶疮痈肿，解汞粉、银朱毒。《江西草药》曰：杀虫解毒，治瘰疬，小儿疳积。《常用中草药彩色图谱》曰：治风湿性关节炎、腹痛、消化不良、膀胱炎。

【应用】利湿清热，常用于湿热下注、带下症、湿疹、痛风、高尿酸，甚效。

3. 徐长卿

【概述】辛，温，归肝、胃经，擅祛风止痒、活血解毒、消肿，主风湿痹痛、脘腹疼痛、小便不利；泄泻、痢疾、湿疹、荨麻疹、毒蛇咬伤、腰痛牙痛。

【文献】《名医别录》曰：益气。《生草药性备要》曰：浸酒，除风湿。《中国药用植物志》曰：治一切癌症和肚痛，胃气痛，食积，霍乱。《福建民间草药》曰：益气，逐风，强腰膝，解蛇毒。

【应用】临证与土茯苓、薏苡仁、蒺藜、地肤子、牡丹皮、生何首乌、大青叶、凌霄花等配伍，治湿疹、荨麻疹等皮肤病甚效，皆取其清热凉血、除湿解毒之功。

五、健脾固本类

百病皆由脾胃虚弱而生，脾胃乃元气之府，虚则不运，痰湿由生，正虚邪实也。正气存内，邪不可干，故补气健脾、固本以防复，为至上之策。选最常用中药五种，简介如下。

1. 黄芪

【概述】甘，微温，归心、肺、脾、肾经，擅补气固表、利尿、托毒排脓、生肌敛疮，主治气短、心悸、倦怠、乏力、自汗、盗汗、久泻、脱肛、子宫脱垂、体虚浮肿、痈疽难溃或溃久不敛。

【文献】陈嘉谟曰：参芪甘温，俱能补益。但人参唯补元气调中，黄芪兼补卫气实表。如内伤脾胃衰弱，饮食怕进，怠惰嗜眠，发热恶寒，呕吐泄泻，胀满痞塞，力乏形羸，脉息虚数，精神短少等证，治之悉宜补中益气。当以人参加重为君，黄芪减轻为臣。若系表虚，腠理不固，自汗盗汗，渐致亡阳，并诸溃疡，多耗脓血，婴儿痘疹，未灌全浆，一切阴毒不起之疾，治之又宜实卫护荣，须让黄芪倍用为主，人参少入为辅焉。是故治病在药，用药由人。先正尝曰：医无定体，应变而施。药无执方，合宜而用。《本草从新》曰：黄芪甘温，生用固表，无汗能发，有汗能止，温分肉，实腠理，补肺气，泻阴火，解肌热。炙用补中，益元气，温三焦，壮脾胃。生血生肌，排脓内托，疮痈圣药。熬膏良。

【应用】黄芪甘温，入肺、脾、肾经，为补气益阳之要药。脾气补则新血生，肺气补则卫气固，故能生血固表。补阳气，助生机，故能生肌长肉、排脓。凡气血不足、疮疡不长诸证，皆可用之。

气虚血瘀亦然，瘀血胃脘痛、慢性溃疡性结肠炎、久泻伤脾气，气伤而血瘀，不利修复病损组织，缠绵不愈，故余所创"胃康胶囊""结肠舒浓缩丸"皆重用黄芪、白术，正取此意，补气活血。不同配伍能治各种汗证，同助阳药相伍，治阳虚自汗；同补气药相伍，治气虚自汗；同养阴药相伍，治阴虚盗汗；气血虚，外感风寒不作汗者，加黄芪鼓舞阳气，以资汗源而作汗矣！所谓"黄芪有汗能止，无汗能发"就是这个道理。炮制能改变药性，黄芪"炙则补养气血，生则固表托脓生肌"，不可不知也。对慢性肾炎蛋白尿、糖尿病、气虚水肿等症常重用，皆良效。

吴仪洛曰：熬膏良。余临证冬补，常以"保元汤"加味，重用参、芪、草、姜，同山楂、白术、当归、白芍、桑椹、黑芝麻、阿胶、熟地黄、萸肉、枸杞、蜂蜜熬膏，亦名曰"保元膏"。以壮脾肾，补气血，乌发童颜。甚者，精血俱亏，不孕不育，更加巴戟、苁蓉、鹿胎、淫羊藿，名曰"嗣育丹"，仍以参、术、芪、草补中益气为基础，补元阳，生精血，使阳生阴长也。

2. 白术

【概述】苦，温，归脾、胃经，擅燥湿健脾、止汗安胎，主治脾气虚弱、身困乏力、腹胀便溏、纳差食少、痰饮水肿、脾虚湿阻、腰背酸痛、气虚自汗。

【文献】《本草汇言》谓：白术，乃扶植脾胃、散湿除痹、消食除痞之要药也。脾虚不健，术能补之，胃虚不纳，术能助之。是故劳力内伤，四肢困倦，饮食不纳，此中气不足之证也；瘤冷虚寒，泄泻下利，滑脱不禁，此脾阳乘陷之证也；或久疟经年不愈，或久痢累月不除，此胃虚失治、脾虚下脱之证也；或痰涎呕吐，眩晕昏眩，或腹满肢肿，面色萎黄，此脾虚不运、脾虚蕴湿之证也。以上诸疾，用白术总能治之。又如血虚而漏下不止，白术可以统血而收阴；阳虚而汗液不收，白术可以回阳而敛汗。大抵此剂能健脾和胃，运气利血。兼参、芪而补肺，兼杞、地而补肾，兼归、芍而补肝，兼龙眼、枣仁而补心，兼芩、连而泻胃火，兼橘、半而醒脾土，兼苍、朴可以燥湿和脾，兼天、麦亦能养肺生金，兼杜仲、木瓜治老人之脚弱，兼麦芽、枳、朴治童幼之疳癥。黄芩共之，能安胎调气。枳实共之，能消痞除膨。君参、苓、藿、半，定胃寒之虚呕。君归、芎、芍、地，养血弱而调经。温中之剂无白术，愈而复发。溃疡之证用白术，可以托脓。《本草通玄》谓：白术，补脾胃之药，更无出其右者。土旺则能健运，故不能食者，食停滞者，有痞积者，皆用之也。土旺则能胜湿，故患痰饮者，肿满者，湿痹者，皆赖之也。土旺则清气善升，而精微上奉，浊气善降，而糟粕下输，故吐泻者，不可阙也。《名医别录》以为：利腰脐间血者，因脾胃统摄一身之血，而腰脐乃其分野，借其养正之功，而瘀血不敢稽留矣。张元素：谓其生津止渴者，湿去而气得周流，而津液生矣。谓其消痰者，脾无湿则痰自不生也。安胎者，除胃中热也。《本经逢原》曰：白术，生用除湿益燥，消痰利水，治风寒湿痹，死肌痉疸，散腰脐间血，及冲脉为病，逆气里急之功；制熟则有和中补气、止渴生津、止汗除热、进饮食、安胎之效。《长沙药解》曰：白术，性颇壅滞，宜辅之以疏利之品。肺胃不开，加生姜、半夏以驱浊，肝脾不达，加砂仁、桂枝以宣郁，令其旋补而旋行，则美善而无弊矣。《医学衷中参西录》曰：白术，性温而燥，气不香窜，味苦微甘微辛，善健脾胃，消痰水，止泄泻，治脾虚作胀，脾湿作渴，脾弱四肢运动无力，甚或作疼。与凉润药同用，又善补肺；与升散药同用，又善调肝；与镇安药同用，又善养心；与滋阴药同用，又善补肾。为其具土德之全，为后天资生之要药，故能于金、木、水、火四脏皆能有所补益也。甘、苦、温，甘温益脾胃之阳气，苦温燥脾胃之寒湿。脾为湿土，得阳始运，喜燥恶湿，故为健脾燥湿补气之要药。故凡脾阳不振，健运失司，导致痰饮、痞满、泄泻、带下、水肿等证皆可用之。《药品化义》载：白术微苦略辛，取其苦燥湿，甘润脾，燥之润之，脾斯健旺。

【应用】白术补气健脾，以固后天之本，凡临证各科疾病，皆与脾胃有密切关系，因此，应用广泛而功不可没。脾虽属湿土，喜燥恶湿，但土无水泽则不能滋润，亦不生万物，非专宜燥也，故当兼备李、叶之学，胃阴说当与升阳说并举为妥。白术生、制两用各有不同，生用则益气润肠通便；制熟则健脾助运止泻。"通腑宁浓缩丸"即重用枳实、生白术，健脾促动、固本防复，起关键作用。"结肠舒浓缩丸"重用炒白术、炙黄芪，以补三焦、益元气、健脾助运止泻。积热证主方"枳术消积丸"即用生白术，取其益气健脾止汗、润肠通便之功。

3. 党参

【概述】甘，温，归脾、肺经，擅健脾补气，主治脾胃虚弱、食少便溏、四肢乏力、肺虚喘咳、气短自汗、气血两亏诸证。

【文献】《本经逢原》载：上党人参，虽无甘温峻补之功，却有甘平清肺之力，亦不似沙参之性寒专泄肺气也。《本草从新》载：补中益气，和脾胃除烦渴。《得配本草》载：上党参，得黄芪实卫，配石莲止痢，君当归活血，佐枣仁补心。补肺蜜拌蒸熟；补脾恐其气滞，加桑皮数分，或加广皮亦可。《本草正义》载：党参力能补脾养胃，润肺生津，健运中气，本与人参不甚相远。其尤可贵者，则健脾运而不燥，滋胃阴而不湿，润肺而不犯寒凉，养血而不偏滋腻，鼓舞清阳，振动中气而无刚燥之弊。且较诸辽参之力量厚重而少偏于阴柔，高丽参之气味雄壮而微嫌于刚烈者，尤为得中和之正，宜乎五脏交受其养，而无往不宜也。特力量较为薄弱，不能持久，凡病后元虚，每服二三钱，止足振动其一日之神气，则信乎和平中正之规模，亦有不耐悠久者。然补助中州而润泽四隅，故凡古今成方之所用人参，无不可以潞党参当之，即凡百证治之应用人参者，亦无不可以潞党参投之。洁古云：补上焦元气，而泻脾、肺、胃中火邪，升麻为引；补下焦元气，而泻肾中火邪，茯苓为使。李杲曰：人参、黄芪、甘草三味，退虚火圣药也。丹溪治外感夹内伤证，但气虚热甚者，必与黄芪同用，托住正气，仍恐性缓，不能速达，少加附子，资其健悍之性，以助成功。是知火与元阳势不两立，一胜一负，辄用匡扶。肺寒用人参，肺热用沙参。人身虚火，无问上、中、下三焦之殊，但证有见于外，必非寒凉助水之药可制，务资此甘温补阳之剂补足元阳，则火自退尔。补中兼泻，正《经》所谓甘温能除大热是也。矧斯议者，匪特丹溪独知，如前洁古、东垣俱谓能泻者，亦因洞烛此理，辄言之真切，用之的确如山石而不移焉。大抵人参补虚，虚寒可补，虚热亦可补。气虚宜用，血虚亦可用。虽阴虚火动，劳嗽吐血，病久元气虚甚者，但恐不能抵当其补，非谓不可补尔。如张仲景治亡血脉虚，非不知火动也，用此而补，谓气虚血弱，补气则血自生，阴生于阳，甘能生血故也。葛可久治痨瘵大吐血后，亦非不知由火载血上也。用此一味煎调，而名命曰独参汤。盖以血脱，须先益其气尔（气随血脱，血不能速生，气当立固）。丹溪治劳嗽火盛之邪，制琼玉膏，以之为君。或此单熬，亦曰人参膏类。服后肺火反除、嗽病渐愈者，又非虚火可补，龙火反治之验欤！痛不助气，指暴病气实而言。李杲治中汤同干姜用，治腹痛吐逆者，亦谓里虚则痛，补不足也。

【应用】党参味甘补气，合黄芪、白术、甘草补中益气，扶正固本力倍，是补脾胃的黄金搭档，应用广泛，凡各科疾病脾胃虚弱者，可作辨证配伍的基础方。盖气旺能摄血，气虚失统摄之权而崩漏者，与术、芪、黑荆芥补气健脾、引血归经则血止；纳差食少，饮食无味，脾胃虚也，与枳、术、苓、草、焦三仙为伍，健脾和胃而纳运复；疮疡久溃不长，气血虚也，参芪补之，补气生血，阳生阴长矣；凡血脱者，血不能速生，气当立回，独参汤、参附汤可回阳固脱，亦阳生阴长之义也；外感高热，汗之太过，亡阳汗漏，身冷困乏者，参术汤、参附汤补气健脾、回阳固卫以止汗，培土生金也。

4. 茯苓

【概述】甘淡，平，归心、脾、肺、肾经，擅渗湿利水、健脾和胃、宁心安神，主小便不利、水肿胀满、痰饮咳逆、呕吐、脾虚食少、泄泻、心悸不安、失眠健忘、遗精白浊。

【文献】陶弘景：茯苓，白色者补，赤色者利。《用药心法》曰：茯苓，淡能利窍，甘以助阳，除湿之圣药也。味甘平补阳，益脾逐水，生津导气。《本草经疏》曰：茯苓，其味甘平，性则无毒，入手足少阴、手太阳、足太阴、阳明经，阳中之阴也。胸胁逆气，邪在手少阴也；忧恚惊邪，皆心气不足也；恐悸者，肾志不足也；心下结痛，寒热烦满，咳逆，口焦舌干，亦手少阴受邪也。甘能补中，淡而利窍，补中则心脾实，利窍则邪热解。心脾实则忧恚惊邪自止；邪热解则心下结痛、寒热烦满、咳逆、口焦舌干自除；中焦受湿热则口发渴；湿在脾，脾气弱则好睡。大腹者，脾土虚不能利水，故腹胀大也。淋沥者，脾受湿邪，则水道不利也。膈中痰水水肿，皆缘脾虚所致，中焦者，脾土之所治也，中焦不治，故见斯病，利水实脾，则其证自退矣。开胸腑，调脏气，伐肾邪者何？莫非利水除湿、解热散结之功也。《药品化义》曰：白茯苓，味独甘淡，甘则能补，淡则能渗，甘淡属土，用补脾阴，土旺生金，兼益肺气。主治脾胃不和，泄泻腹胀，胸胁逆气，忧思烦满，胎气少安，魂魄惊跳，膈间痰气。盖淡渗则膀胱得养，肾气既旺，则腰脐间血自利，津道流行，益肺于上源，补脾于中部，令脾肺之气从上顺下，通调水道，以输膀胱，故小便多而能止，涩而能利。《本草求真》谓：茯苓入四君，则佐参术以渗脾家之湿；入六味，则使泽泻以行肾邪之余，最为利水除湿要药。书曰健脾，即水去而脾自健之谓也。且水既去，则小便自开，安有癃闭之虑乎，水去则内湿已消，安有小便多见之谓乎。故水去则胸膈自宽而结痛烦满不作，水去则津液自生而口苦舌干悉去。《本经疏证》谓：夫气以润而行，水以气而运，水停即气阻，气阻则水瘀。茯苓者，纯以气为用，故其治咸以水为事，观于仲景书，其显然可识者，如随气之阻而宣水（茯苓甘草汤）；随水之瘀而化气（五苓散）；气以水而逆，则冠以导水而下气随之（茯苓桂枝甘草大枣汤、茯苓桂枝白术甘草汤）；水以气而涌，则首以下气而导水为佐（桂枝五味甘草及诸加减汤）；水与气并壅于上，则从旁泄而虑伤无过（茯苓杏仁甘草汤、茯苓戎盐汤、茯苓泽泻汤）；气与水偕溢于外，则从内挽而防脱其阳（防己茯苓汤）；气外耗则水内迫，故为君于启阳之剂（茯苓四逆汤）；气下阻则水中停，故见功于妊娠之疴（桂枝茯苓丸、葵子茯苓散）。凡此皆起阴以从阳，布阳以化阴，使清者条鬯，浊者自然退听，或从下行，或从外达，是用茯苓之旨，在补不在泄，茯苓之用，在泄不在补矣。《神农本草经》谓：主胸胁逆气，忧恚惊邪恐悸，心下结痛，寒热烦满，咳逆，口焦舌干，利小便。

【应用】茯苓淡渗，健脾化痰，利尿止泻，平淡安全，应用广泛，凡脾虚湿阻、痰浊瘀郁、湿伤阳气者，皆配伍之妙品。

5. 薏苡仁

【概述】甘淡，微寒，归脾、肺、肾经，擅利湿健脾、舒筋除痹、清热排脓，主水肿、脚气、小便淋沥、湿温病、泄泻带下、风湿痹痛、筋脉拘挛、肺痈、肠痈、扁平疣。

【文献】《本草正》曰：薏苡，味甘淡，气微凉，降而渗，故能去湿利水，去湿痹，利关节，除脚气，治痿弱拘挛湿痹，消水肿疼痛，利小便热淋，亦杀蛔虫。《药品化义》曰：薏米，味甘气和，清中浊品，能健脾阴，大益肠胃。主治脾虚泻，致成水肿，风湿盘缓，致成手足无力，不能屈伸。盖因湿胜则土败，土胜则气复，肿自消而力自生。取其入肺，滋养化源，用治上焦消渴，肺痈肠痈。又取其味厚沉下，培植下部，用治脚气肿痛，肠红崩漏。若咳血久而食少者，假以气和力缓，倍用无不效。《本草述》曰：诚为益中气要药。然其味淡，其力缓，如不合群以济，厚集以投，冀其奏的然之效也能乎哉？《本草新编》曰：薏仁最善利水，不至损耗真阴之气，凡湿盛在下身者，最宜用之，视病之轻重，准用药之多寡，则阴阳不伤，而湿病易去。《本经疏证》曰：论者谓益气、除湿、和中、健脾，薏苡与术略似，而不知毫厘之差，千里之谬也。盖以云乎气，则术温而薏苡微寒，以云乎味，则术甘辛而薏苡甘淡。且术气味俱厚，薏苡气味俱薄，为迥不相侔也。

【应用】薏苡甘淡，微寒，气味甘和，清中佳品，能健脾阴，大益肠胃，具有益气、除湿、和中、健脾之功。略似于术，除湿而不如二术助燥，清热而不如芩、连辈损阴，益气而不如参、术辈犹滋湿热，诚为补中益气最平和之要药，且能除湿、抗病毒，是湿疹、扁平疣等外病内治良药。

六、凉血化瘀类

气血调和，百病不生，是医事宗旨，养生保健，治未病也，亦治疗学之最终目的。血热而瘀，循环障碍，而衍生诸多病证。血热之因虽多，饮食劳倦伤脾胃、积滞化热尤甚，李杲云：胃气伤而生大热，面赤火燎。《本草新编》谓："火之最烈者，无过阳明之焰。"阳明之火降，而各经余火无不尽消。若失治误治，由气及血，血热而瘀，当凉血化瘀。根据病机演变过程、病势轻重而辨证选用清热、凉血、化瘀、止血药有序治之，以达气血调和之目的。优选四种中药，简介如下。

1. 牡丹皮

【概述】辛寒，归心、肝、肾、肺经，擅清热凉血、活血散瘀，主热入营血、骨蒸潮热、痛经。

【文献】张元素曰：牡丹皮，治神志不足。神不足者手少阴，志不足者足少阴，故仲景八味丸用之，能泻阴中之火。牡丹皮入手厥阴、足少阴，治无汗骨蒸；地骨皮（入）足少阴、手少阳，治有汗骨蒸也。牡丹皮治无汗之骨蒸，须与青蒿子、天麦门冬、沙参、地黄、五味子、牛膝、枸杞之属同用，始得其力。盖伏火即阴火也，阴火即相火也，古方唯以此治相火，故仲景肾气丸用之。《本草经疏》曰：牡丹皮，其味苦而微辛，其气寒而无毒，辛以散结聚，苦寒除血热，入血分，凉血热之要药也。痈疮者，热壅血瘀而成也。凉血行血，故疗痈疮。辛能散血，苦能泻热，故能除血分邪气，及癥坚瘀血留舍肠胃。《本草汇言》沈拜可先生曰：按《深师方》用牡丹皮，同当归、熟地则补血；同莪术、桃仁则破血；同生地、芩、连则凉血；同肉桂、炮姜则暖血；同川芎、白芍药则调血；同牛膝、红花则活血；同枸杞、阿胶则生血；同香附、牛膝、归、芎，又能调气而和血。若夫阴中之火，非配知母、白芍药不能去；产后诸疾，非配归、芎、益母不能行。又欲顺气疏肝，和以青皮、柴胡；达痰开郁，和以贝母、半夏。若用于疡科排脓、托毒、凉血之际，必协乳香、没药、白芷、羌活、连翘、金银花辈，乃有济也。牡丹皮清心、养肾、和肝、利包络，并治四经血分伏火，血中气药也。善治女人经脉不通，及产后恶血不止。又治衄血吐血，崩漏淋血，跌仆瘀血，凡一切血气为病，统能治之。盖其气香，香可以调气而行血；其味苦，苦可以下气而止血；其性凉，凉可以和血而生血；其味又辛，辛可以推陈血而致新血也。故甄权方治女人血因热而将枯，腰脊疼痛，夜热烦渴，用四物重加牡丹皮最验。又古方用此以治相火攻冲，阴虚发热。

2. 栀子

【概述】苦寒，归心、肝、肺、胃、三焦经，擅泻火除烦、清热利湿、凉血解毒，主热病心烦、肝火目赤、湿热黄疸、吐血衄血、血痢尿血、口舌生疮、疮疡肿毒。

【文献】《本草衍义》曰：仲景治（伤寒）发汗吐下后，虚烦不得眠；若剧者，必反复颠倒，心中懊憹，栀子豉汤治之。虚故不用大黄，有寒毒故也。栀子虽寒无毒，治胃中热气，既亡血、亡津液，腑脏无润养，内生虚热，非此物不可去。又治心经留热，小便赤涩，用去皮山栀子、火煨大黄、连翘、甘草（炙），等分，末之，水煎三钱服，无不利也。《丹溪心法》曰：山栀子仁大能降火，从小便泄去。其性能屈曲下降，人所不知。亦治痞块中火邪。大凡心膈之痛，须分新久。若明知身受寒气、口吃寒物而得病者，于初得之时，当与温散或温利之药。若曰病得之稍久则成郁，久郁则蒸热，热久必生火，《原病式》中备言之矣；若欲行温散温利，宁无助火添病耶！古方中多以山栀子为热药之向导，则邪易伏、病易退、正易复而病安。《本草经疏》曰：栀子，清少阴之热，则五内邪气自去，胃中热气亦除。面赤酒疱皶鼻者，肺热之候也，肺主清肃，酒热客之，即见是证，于开窍之所延及于面也，肺得苦寒之气，则酒热自除而面鼻赤色皆退矣。其主赤白癞疮疡者，即诸痛痒疮疡皆属心火之谓。疗目赤热痛，及胸、心、大小肠大热，心中烦闷者，总除心、肺二经之火热也。此药味苦气寒，泻一切有余之火，故能主如上诸证。栀子禀至苦大寒之气，苦寒损胃而伤血，凡脾胃虚弱者忌之，血虚发热者忌之。性能泻有余之火，心肺无邪热者不宜用；小便不通，由于膀胱虚，无气以化，而非热结小肠者不宜用；疮疡因气血虚，不能收敛，则为久冷败疮，非温暖补益之剂则不愈，此所谓既溃之后，一毫寒药不可用是也。世人又以治诸血证，不知血得热则行，得寒则凝，瘀血凝结于中，则反致寒热，或发热劳嗽，饮食减少，为难疗之病，凡治吐血法，当以顺气为先，盖血随气而行，气降则火降，火降则血自归经，不求其止而止矣。此治疗之要法，不可违也。《本草思辨录》曰：栀子，其治在心、肝、胃者多，在肺者少。苦寒涤热，而所涤为瘀郁之热，非浮散之热，亦非坚结之热。能解郁不能攻坚，亦不能平逆，故阳明之腹满有燥屎，肺病之表热咳逆，皆非其所司。独取其秉肃降之气以敷条达之用，善治心烦与黄疸耳。心烦或懊侬或结痛，黄疸或寒热不食或腹满便赤，皆郁也。心烦心下濡者为虚，胸中窒者为实。实与虚皆汗吐下后余邪留踞，皆宜吐去其邪。栀子解郁而性终下行，何以能吐？协以香豉，则一升一降，邪不任受则吐。黄疸之瘀热在表，其本在胃，栀子入胃，涤热下行，更以走表利便之茵陈辅之，则瘀消热解而疸以愈。然则栀子于肺无与乎？仲圣云：凡用栀子汤，病人旧微溏者不可与服之。肺与大肠相表里，服栀子则益其大肠之寒，此可为秉金气之一证。至治肝则古方不可胜举，总不离乎解郁火。凡肝郁则火生，胆火外扬，肝火内伏，栀子解郁火，故不治胆而治肝，古方如泻青丸、凉肝汤、越鞠丸、加味逍遥散之用栀子皆是。凉膈散有栀子，以治心也。泻黄散有栀子，以治胃也。而泻白散不遴入，则以肺中气热而不涉血者，栀子不与也。《神农本草经》曰：主胃中热气，朱丹溪谓最清胃脘之血，究栀子之治，气血皆有而血分为多，然不能逐瘀血与丹皮、桃仁分功；其解血中之郁热，只在上中焦而不在下焦；亦不入足太阳与手、足少阳；不入足太阳，故不利小便。

【应用】栀子凉心肾，鼻衄最宜。明知身受寒气、口吃寒物而得病者，于初得时，遂以温散药即愈；病久郁蒸化热生火，当用栀子以清少阴之热，而五内邪热自去，胃中热气亦除。黄疸之瘀热在表，其本在胃，栀子入胃，涤热下行，更以走表利湿之茵陈辅之，则瘀消热解而疸以愈。古方中多以山栀子为热药之向导，则邪易伏、病易退、正易复也。仲景治（伤寒）发汗吐下后，虚烦不得眠；若剧者，必反复颠倒，心中懊恼，栀子豉汤治之。虚，故不用大黄。栀子虽寒无毒，治胃中热气，既亡血、亡津液，腑脏无润养，内生虚热，非此物不可去。近治一95岁女姬，便秘5年，5～7日一次，干结如羊屎，每赖开塞露排便数枚，伴吞酸嘈杂、皮肤瘙痒、烦躁不寐、脉细弦、舌质红、体胖有齿痕。证属阴虚肠燥便秘，治宜滋阴润肠、通腑泻热（辽沙参、麦冬、生何首乌、火麻仁、决明子、吴茱连、白芍、生白术、炒牛蒡子、生地黄、熟地黄、栀子、豆豉），服至2剂，始排干结粪块多枚，接续一昼夜大便6次，成条、黑色软便、量多；服3剂，又每日6次排暗黄软条大便；腹虽软，但心烦懊恼、口干欲饮、消谷善饥。此属积热宿便速下，气血津液无以润养腑脏而内生虚热，故懊恼不已。急治以清热养阴、补中益气（西洋参、麦冬、沙参、栀子、豆豉、生地黄、熟地黄、蒲公英、白芍、牡丹皮、地骨皮、吴茱连、甘草），诸症缓解。

3.凌霄花

【概述】甘酸，寒，归肝、心包经，擅清热凉血、化瘀散结、祛风止痒，主血滞经闭、痛经、癥瘕、崩中漏下、血热风痒、疮疥陷疹、酒齇鼻。

【文献】《神农本草经》曰：紫葳（即凌霄花）味酸，微寒。主治妇人乳余疾，崩中癥瘕血闭，寒热羸瘦，养胎。《本草衍义补遗》曰：凌霄花，治血中痛之要药也，且补阴捷甚，盖有守而独行，妇人方中多用何哉。《本草纲目》曰：凌霄花及根甘酸而寒，茎叶带苦，行血分，能去血中伏火，故主产乳崩漏诸疾及血热生风之证也。《本草述》曰：丹溪云补阴甚捷，在濒湖又言入血分而去伏火，固非专于通行者也。如缪希雍以为行血峻药，或亦据《本草》所谓治癥瘕、通血闭而云乎？《日华子》云：治热毒风，盖化热毒风，即血中所郁之热，化而为毒风也。性虽主行，然必其能补阴而后能除热毒风，是即行为补也。盖多食咸则伤血，畏伤血者，必非峻于行血者也。丹溪言其有守而能独行，又岂臆说欤。

【应用】血热而瘀亦伤阴，凌霄花及根，甘酸而寒，茎叶带苦，行血分，能去血中伏火，补阴甚捷，故能凉血化瘀而补阴也。血因热而瘀，血因敷散而瘀散、痛住、血止、热退。凡积热火毒内郁而月经少且痛、血热妄行动血者，必以此凉血化瘀补阴之功而用之。

4.紫草

【概述】咸甘，寒，归心、肝经，擅凉血、活血、透疹、解毒，主斑疹、麻疹、吐血、衄血、尿血、紫癜、黄疸、痛疽、烫伤。

【文献】《本草纲目》曰：紫草，其功长于凉血活血，利大小肠。故痘疹欲出未出，血热毒盛，大便闭涩者宜用之；已出而紫黑、便秘者亦可用；若已出而红活及白陷、大便利者，切宜忌之。故杨士瀛《直指方》云：紫草治痘，能导大便，使发出亦轻，得木香、白术佐之，尤为有益。又曾世荣《活幼心书》云：紫草性寒，小儿脾气实者犹可用，脾气虚者反能作泻。古方唯用茸，取其初得阳气，以类触类，所以用发痘疮，今人不达此理，一概用之，非矣。《本草经疏》曰：紫草为凉血之要药，故主心腹邪热之气。五疸者，湿热在脾胃所成，去湿除热利窍，其疸自愈。邪热在内，能损中气，邪热散即能补中益气矣。苦寒性滑，故利九窍而通利水道也。腹肿胀满痛者，湿热瘀滞于脾胃，则中焦受邪而为是病，湿热解而从小便出，则前证自除也。合膏药疗小儿痘疮及面，皆凉血之效也。《本草正义》曰：紫草，气味苦寒，而色紫入血，故清理血分之热。古以治脏腑之热结，后人则专治痘疡而兼疗斑疹，皆凉血清热之正旨。杨仁斋以治痈疡之便闭，则凡外疡家血分实热者，皆可用之。且一切血热妄行之实火病，及血痢、血痔、溲血、淋血之气壮邪实者，皆在应用之例。

而今人仅以为痘家专药，治血热病者，治外疡者，皆不知有此，疏矣。《神农本草经》曰：主心腹邪气，五疸，补中益气，利九窍，通水道。《本草纲目》曰：治斑疹、痘毒，活血凉血，利大肠。《医林纂要》曰：补心，缓肝，散瘀，活血。

【应用】紫草为凉血、清热之要药，故主心腹邪热之气。邪热在内，能损中气，邪热散即能补中益气矣。积热脾胃俱伤，纳运失司而湿热瘀滞于中，则腹胀满痛。紫草治脏腑之湿热郁结，故腹胀满痛遂消。

七、专病专药

积热病种类较多，针对某病的经验良方制剂称之为专病专药，极大方便了专病治疗。为专病研究积累了经验，为专科建设铺平了道路。于此就积热病临证常用、疗效显著、医患认可之专病专药，选择数种介绍如下。

1. 积术消积丸

［处方］莱菔子 30g，槟榔 10g，枳实 10g，焦山楂、焦神曲、焦麦芽（焦三仙）各 10g，牵牛子 10g，大黄 15g，白头翁 30g，连翘 20g，蒲公英 20g，三棱 10g，莪术 10g，白术 30g，甘草 6g。

［制法］山楂、连翘、蒲公英、白头翁煎煮 2 次取汁，备用；余药清洗、甩干、晾晒、烘干、打细粉（100 目），以药汁泛丸，如梧桐子大，晾半干，低温 60℃烘干，打光，紫外线杀菌，干燥阴凉处密封贮存。

［用法］重症每次 9g，轻症 6g，小儿酌减。每日 2～3 次，饭前温开水送服，或与汤剂配伍吞服。

积有久暂，症有轻重，腹肠不一，故量病服药，因人而异，中病良，勿太过。

[功能] 消积导滞、清泻胃火、理气化瘀、通腑排毒、健脾和胃、固本防复。

[主治] 食积伤胃，纳运失司，积热化火而致饱胀、胃痛、吐泻、嗳腐、吞酸、口臭、口疮、齿痛龈肿、大便恶臭、黑黏不爽、火毒疮疖、痤疮蜂起、脉弦细数、舌质暗红、苔黄厚腻或花剥苔、舌脉瘀阻、重舌赤肿等一派积热火毒之症。

[方解] 胃主受纳，脾主运化，脾胃气旺，饮食有节，纳运正常，则化源充足，精力充沛，身体自然健康，故曰："脾胃者后天之本也。"盖胃肠属腑，泻而不藏。若内伤饮食，外感六淫，劳倦过度，皆伤脾胃。脾胃伤，则百病生，胃气伤，滞塞而不纳、食滞而作痛、积热而口臭；阴火盛，则消谷善饥、口舌生疮；脾气伤，失健运，则饱胀嗳气；积滞而胃痛吐泻；湿阻而痞满困重；气虚而汗淋，血瘀而循环障碍，均为积热所致。积为因，热为机，症为果。治之大法，遵李杲"补脾胃，泻阴火"，泻其有余，补其不足，是为正治之法也。故首先消积导滞、通腑泻热，积去则热除矣！莱菔子辛甘而平，入脾、胃、肺经。辛能行气，甘能益脾，行脾胃气，消积导滞，推墙倒壁，故能治一切食积气滞，既有推而泻下之功，又无三黄苦寒败胃之弊，为君。积而气滞，痞塞胀满，枳实苦辛微寒，入脾、胃经，气香味厚，苦能泄，辛能行，走而不守，行气之力较猛，能破气消胀，消积导滞；槟榔辛苦温，入胃、大肠经。辛散行气，以除胀满，苦温降泄，以通腑气，本方取此二味，相须配对，共助君药消积导滞、除胀之力，为臣。饮食伤胃，取焦三仙，以消食化积而助

运；积滞化热，佐苦寒降泻之品，导热下行，牵牛子苦寒清降，入大肠，走谷道，治宿食不化、腹胀便秘；大黄苦寒沉降，善荡涤积热，通腑泻下，祛其邪，泄其热，保其津；白头翁苦寒，入胃、大肠经，凉血解毒，清肠泻热；余热未尽，佐以连翘、蒲公英等药食兼用之品，甘寒微苦，甘能益脾，微苦健胃，寒能清热而养阴，至为合宜；食积气滞而血瘀化热，三棱、莪术辛苦温，入肝、脾经，相须为用，行气破血、消积削坚，治食积腹痛、胸腹满闷；积热瘀邪虽去，脾虚当补，故重用白术合枳实为枳术丸，消补兼备，健脾益气，补而不滞，既助运祛邪，又固本防复。取此十二味药，相互协作，祛邪扶正，共为之佐。甘草调和诸药，为之使。全方共奏消积导滞清胃火、通腑泻热排肠毒、理气化瘀调气机、健脾补气固其本之功。

2. 通腑宁浓缩丸

[处方] 浙白术 130g，炒枳实 60g，制香附 70g，木香 15g，醋延胡索 30g，炒莱菔子 35g，胆黄粉 400g，炒决明子 80g，生何首乌 150g，玄明粉 65g。

权衡加减：瘀血重者加桃仁；气血虚者加黄芪、当归；脾气大虚者更加人参；气滞下坠者加槟榔；阴津亏损者加北沙参、麦冬。

[制法] 特设计为三层分溶型浓缩缓释丸，如黄豆大（0.3g/丸）。中心层，胆黄粉（大黄粉拌猪胆汁，低温烘干，同玄明粉打粉）；中层，枳实、白术、香附、木香、延胡索、莱菔子打粉；外层，决明子、何首乌打粉。混匀，以黄酒、凉开水各半泛丸。晾半干，低温烘干，打光，薄膜包衣（肠溶材料）。紫外线杀菌，密闭阴凉处贮存。

[用法] 每日下午 5 时餐前定时服药 10～20 丸，温开水送服，次日上午能通畅排出软条大便为佳。必须定时服药，多饮开水，定时排便，养成良性排便周期。可根据大便质地软硬、病史久暂、体质强弱、病情轻重而增减服药剂量，决定疗程之长短。

[功能] 健脾促动，润肠通便，通腑排毒。

[主治] 习惯性便秘。适用于老年气虚津亏、中青年妇女、白领阶层，多静少动、精神紧张、脑力劳动者。长期便秘可引起人体自身中毒，破坏内环境平衡稳定，必然导致多脏腑、多系统、多器官病理损伤而出现诸多症状，如饱胀、嗳气、腹痛、厌食、心烦、失眠、头昏、健忘、身困、乏力等，久则气血瘀滞，循环不畅，可并发高血压、高脂血症、高血糖、脂肪肝、痤疮、色斑、痔疮等病，甚至有转化成结肠癌、直肠癌之可能。故用通腑宁浓缩丸——通百通，诸症自消，防病于未然。

[方解] 胃肠属腑，泻而不藏，以通为用。习惯性、慢性便秘之成，大凡因年老气虚津亏，肠燥失濡，脾胃虚弱，胃肠蠕动缓慢所致。治疗方案采用三层分溶型通腑宁浓缩丸，功能有序。外层先溶，以苦甘清润为先导，增水行舟。取决明子甘、苦、咸之性，甘能补血益阴，苦能清热，咸能软坚，润肠通便；生何首乌苦、甘、涩，少温，润肠通便解毒，相须配对，取其苦甘清润、通便解毒之功。中层继溶，健脾补气，以固其本，令脾气健而清阳升、浊阴降，升降有序，增强胃肠原动力，促进胃肠蠕动。脾气虚是慢性便秘的重要机制，白术甘、苦，温，为健脾猛将，可大补脾胃之元气。其味甘，能健脾补中益气，苦能除胃中湿热，温能祛脾中寒湿，使脾胃元气强盛，健运复常，蠕动有力。中虚则气滞，必生痞满，取枳实苦温之性，能宽肠下气，合

白术为枳术丸，消补兼施；莱菔子辛、甘、平，降气除胀，消食化痰，善治食积气滞，中气不通之痞满证。此二者为相须配对，宽肠降气、通腑除胀力彰。木香、香附、延胡索相须为用，理气开郁止痛。一补一通，一静一动，消补动静合功，补无壅滞，消不损正。中心层最后溶，取胆黄粉苦寒坚阴、咸寒软坚、通腑泻热解毒之力，通而下之，水到渠成矣。

[按语] 便秘系指排便超过 48 小时，质硬干结如羊矢，艰涩不畅，或胶黏不爽，甚至必靠药物或灌肠才能排出大便的一种慢性病症。便秘常可引发多种疾病，亦可是多种疾病的一个并发症。多见于老年人，近年发病有年轻化趋势，中青年妇女、白领脑力劳动者，多静少动、压力大、精神紧张的人，甚至婴幼儿也有发病，大多因气虚津亏、脾胃虚弱、运化无力、胃肠蠕动缓慢所致，与饮食习惯、生活方式、精神紧张、婴幼儿脾胃消化吸收功能尚未发育完全等因素有关。便秘不可轻视，对机体健康危害严重，必须引起重视，预防为主，积极治疗。

辨证施治，治病求本至关重要。切忌久用苦寒败胃、专攻泻下之品。最好是调整为健康的生活方式，合理均衡的膳食结构，多食粗纤维食品，适量运动，常做提肛功能锻炼，养成良性排便周期，一般都可克服便秘之苦。必须治疗者，当辨证论治。笔者在临床实践中根据胃肠属腑，泻而不藏，以通为用的理论，全面系统研究脾胃理论和现代医学胃肠动力学说，针对造成便秘的诸多因素和机制纠正其病理，以恢复胃肠动力学生理功能为转机，创"通、健、养、解"四字保健疗法，以验方"通腑宁浓缩丸"为基础框架，结合患者具体情况和个体差异，辨证施治，"量体裁衣"，达到通腑排便、恢复胃肠蠕动功能的目的。

通：通可祛滞，通可泻热，通则不瘀，通则不痛，通可令腑气通畅，逐秽排毒，从而使气血周流，代谢旺盛，激活机体，增强胃肠动力，促进胃肠蠕动，正是"以通为用，以泻为补"原则的具体体现。

健：健脾补气，脾气健则清阳升而浊阴降，升降有序，增强胃肠动力，才能恢复脾胃健运功能，促进消化吸收，气血化源充足，则五脏六腑、四肢百骸得其养，充分发挥后天之本的作用。这是健康之本，也是疾病康复的基础和动力之源。

养：一养胃气，二益胃阴。胃润则降，与脾健则升相匹配，得以升降有序，恢复健运功能，增强胃肠动力。

解：即解毒，取胆黄甘苦凉解毒之性，以清余毒而收全功。

3. 六和正气浓缩丸

［处方］藿香梗130g，紫苏梗90g，香佩兰90g，苍术、白术各60g，禹白芷90g，广陈皮90g，川厚朴60g，川木瓜50g，白扁豆40g，白茯苓40g，姜半夏40g，六神曲50g，山楂50g，大腹皮30g，荷叶90g，西滑石150g，桔梗15g，大枣15g，生姜20g。

［制法］生姜榨汁备用；姜渣、大枣、大腹皮、荷叶、山楂提取药汁，浓缩至1000mL，备用；余药清洗、甩干、烘干，打细粉（100目），用生姜汁起胎；药液泛丸，晾半干，薏苡仁粉、滑石粉包衣，打光，如梧桐子大，低温烘干，紫外线杀菌，密封，阴凉干燥处贮存。

［用法］每次6～9g，每日2～3次，温开水送服。

［功能］芳化解表，和中正气，化湿健脾，调理胃肠。

［主治］内伤饮食、外感风寒暑湿所致的吐泻腹痛、发热恶

寒等时令急症及素体脾虚湿阻、气机不畅之脘腹痞满、饱胀、嗳气、纳呆、浮肿、便溏之慢性胃肠病症及肠易激综合征。

[方解] 脾胃乃中州坤土，司升降，主运化，灌四旁，气血之化源也，以养五脏六腑、四肢百骸，故曰"后天之本"。内伤饮食，外感风寒暑湿，邪干中州，气机逆乱，运化失司，脾虚湿阻病机成矣。本方旨在和中复正，化湿解表，健脾理中，以驱邪固本。广藿香，辛、微温，入脾、胃、肺经，辛能散暑湿表邪，温能醒脾开胃、和中止呕、理气止痛，芳香能发散表湿，尤有芳香而不耗气、化湿而不伤阴、微温而不燥热之特点，属芳香类化湿之要药；紫苏辛温，入肺、脾、胃经，发表散寒，行气宽中，外可达腠理而宣通肺气，内能开胸膈之气滞，化湿浊而健脾和胃，独取二药之梗者，以其善理胃肠之气滞，增强疏表和中之功，故为君药。脾为湿土，喜燥恶湿，苍术味辛苦温，入脾胃经，辛香疏散，燥湿健脾，能发汗散表；白芷辛温，入肺、胃、大肠经，既发散在表寒湿之邪，又芳香温通透窍，为风寒夹湿感冒、头痛鼻塞之要药。二药相伍，共助君药外疏风寒暑湿之邪、内化湿浊之功，故为臣药。脾虚失运，痰湿由生，故用健脾之猛将白术补气健脾；茯苓甘淡，渗湿利尿；白扁豆甘、微温、气香，健脾燥湿，化湿浊而和中，善治暑湿伤中、脾胃不和而吐泻之症。大腹皮，辛而微温，入脾、胃、大小肠经，为利气行水之要药，下气宽中、利水消肿；厚朴辛苦、温、气香，善行气燥湿化浊，为消胀除湿之要药。二药相伍，用于湿阻气滞之痞满最为对症。风寒暑湿伤脾害胃，纳运失司，功能紊乱者，取半夏、山楂、生姜、大枣以和中正气。本方取白术、茯苓、扁豆、薏苡仁健脾利湿固其本，勿复伤也；大腹皮、厚朴下气宽中，治其标

也；姜、枣和中正气，安其中也。故此三组八味药，扶正祛邪，令脾胃纳运功能复常，为之佐。取滑石滑利清降之性，导湿热由小便排出，为之使。全方疏表散邪于外，健脾渗湿于内，导湿热利于下，内外分消，祛其湿、和正气而固其本。诚为外感内伤、脾虚湿阻之良剂也。

[按语] 六和正气浓缩丸是结合《医方集解》藿香正气散等三个正气方之意，结合临床常见外感与内伤发病机制，以祛邪扶正、安内攘外、内外兼治为大法，用于正虚邪易侵之症、胃肠感冒之时症、脾虚湿阻之慢性脾胃病及肠易激综合征，乃颇为对证效验之良方。临床应用于胃炎、溃疡病、结肠炎等病的某个阶段，因脾虚失运，气机不畅，湿阻气滞而见身困、便溏、舌淡、苔腻、舌胖且有齿痕者，以主药配伍六和正气浓缩丸，健脾和中、祛邪扶正，效果良好。

4. 柿霜含片

[处方] 柿霜50g，蒲公英400g，陈莱菔缨8500g，玄参200g，牡丹皮150g，冰片20g，玄明粉20g，硼砂20g，桔梗200g，甘草200g。

[制法] 方中蒲公英、甘草、桔梗、玄参、陈莱菔缨、牡丹皮，提取、喷雾、干燥，约得200g左右（13%）浸膏粉。除柿霜外，余药研细粉后加入柿霜再研粉过筛。加辅料甜菊苷、糊精至500g，与浸膏粉混合，制粒压片，每片0.5g。铝塑包装，每板12片，每盒3板。

[用法] 咽喉肿痛、口臭，含化，每次1片，每日3～5次；口疮，研粉撒于疮面，每日3～5次。

[功能] 清热泻火，滋水养阴，消肿收敛。

［主治］咽喉肿痛，声哑失音，口舌生疮，口腔异味。

［方解］咽喉为肺之关、胃之门，呼吸、饮食之通道。肺合皮毛，主一身之表，开窍于鼻。胃属中焦，开窍于口。肺胃郁热，往返蒸损咽喉。肾经上循于咽，内寄龙雷之火。肺主气属金，肾纳气主水，胃主纳谷，脾主运化，气血之化源，元气之府也。胃土生肺金，肺金生肾水，肾水润养肺胃，失养则肺胃燥热生，三者生理病理关系密切。故凡外感风热燥邪，或内伤饮食，积热火毒，蕴结肺胃，以及劳伤太过，阴火上炎，随呼吸独出口鼻，往返蒸损喉间，黏膜受损，失其屏障作用，导致肺胃郁热或虚火上炎，均可致咽喉干痒、红肿充血、肿痛溃烂，口臭、口干、龈肿、齿痛诸症。治疗首当清肺胃之阴火，有釜底抽薪之妙，以清热养阴生津。柿霜入胃经，味甘性寒，专清肺胃燥热，能治咽喉口舌疮痛。甘能益阴生津，寒能清热润燥，故为君药。

内火源于胃，既可上熏蒸于肺，又能下汲肾水，故肺、胃、肾三经俱热，清胃火是关键，胃火内炽，胃火清，则诸经之火熄。火必刑金，清胃火犹如釜底抽薪。蒲公英味甘苦而微寒，清胃热而解毒，甘能益脾，寒能清热，甘、苦、寒合而养阴清热又健胃。胃火既清，则火不刑金，又无苦燥害胃伤阴之弊。经曰："气有余便是火。"降气即能泻火。莱菔缨辛、苦，平，辛能散，苦能降，功专消食下气，主治痞满食滞、泻痢喉症。《随息居饮食谱》："凡一切喉症，时行温疫，斑疹、疳痢，水土不服，饮食停滞，痞满疳疸，脚气，痧毒诸症，洗净浓煎服之。"本方取其辛散苦降、利咽喉之功。全国名医喉科专家耿鉴庭六世家传《喉科正宗》中将陈莱菔缨列喉科要药首位，他归纳为："下气、宽胸和中、化滞消痰，治咳嗽、失音、清咽、祛风热诸功，屡试皆验。"燥热必伤阴，阴伤火愈炽。古人说得好："阳亢者阴必伤，阴弱者火自焚，火灭者水自生，水生者火自灭。"玄参味甘苦而气寒，入肺、胃、肾三经，功能养阴生津，泻火解毒。苦寒相合而清热泻火，甘寒相合而滋水养阴，本品既能清热泻火，又能滋水养阴，针对本证邪热内盛，真阴不足，实为必用之妙品。故本方取蒲公英、玄参、陈莱菔缨下气泻火、清热滋阴、生津解毒之功，为臣。

阴伤血热而瘀，咽喉充血水肿而干痛，牡丹皮入心、肝、肾经，味辛苦而气寒，功能凉血散瘀祛痛，辛而能走，寒而能守，走守相济，有益而无弊，既能清泻肾经阴火，又能泻心经之火，善治血热有瘀之证。既成血热而瘀，必毒热腐肉，肿痛溃烂。硼砂味甘咸而性凉，入肺、胃二经，功能解毒防腐，清热化痰，合冰片、玄明粉为五官科名方"冰硼散"，专治咽喉、口舌疮痛。牡丹皮、冰硼散同用为佐。

甘草味甘性平，入十二经，生用微凉，清热解毒，又善渗透到黏膜下层以解毒消肿。合桔梗为甘桔汤，系治咽喉病之名方，并可引诸药上行直达病所，为使。

如此组方，君臣主力攻坚，挫敌锐气，犹釜底抽薪，既清肺胃热毒，又滋肾养阴生津；佐药破敌援我，祛邪扶正，专治咽喉口舌疮痛诸症；更有向导带路，直入敌巢。全方共奏清热泻火、滋水养阴、消肿收敛之功。

[按语] 临证常见外感热病化热入里，肺胃郁热所致急性咽喉肿痛，也有非外感而脾胃失调，胃肠积热化火上攻，以及肾阴亏虚，阴火上乘所致之咽干痒不适，痒即干咳，似有物堵，时有恶心干呕、反复口舌疮痛，属慢性咽喉疾病和复发性口腔溃疡。

笔者研究其病因病机，探讨治法，依病因病机立法选方，从阅读喉科专家耿鉴庭老教授的《喉科正宗》，知道他常用莱菔缨等药食兼用之品治疗喉症，很少用苦寒败胃类中药；继而又从古今名方中筛选优化，以精简拟方。经过多年临床验证，反复修改，才有今天的配方。

几十年的临床实践发现，凡脾胃病久，多伴有咽喉疾病，出现咽炎、喉痹、咽淋巴滤泡、充血甚至红肿、干痛、恶心、口腔溃疡等症。当脾胃功能恢复，免疫功能增强后，咽喉症状也必定痊愈，故治疗脾胃病症同时也常配合柿霜含片治疗，疗效更快。无独有偶，近年有位喉科同仁报道说"久治不愈的慢性咽喉疾病，经胃镜证实都有胃炎等消化道疾病"，这与现代名医耿鉴庭先生治咽喉病忌用苦寒直折败胃药的理念相一致，皆认为咽喉病与脾胃病有密切关系。

附：陈莱菔缨炮制方法

由耿家制法和《续名医类案·卷十八·咽喉门》制法中简化如下。

每年小雪后、大雪前，将白萝卜缨连根蒂切下，挂至北房檐下，风干。冬至将其用稻草扎捆两道（每一捆 1kg）。置背阴房坡上，下边铺麦草垫（原放草房上，现无草房故尔），经霜冻、雪压（防雨淋），至立春后松解稻草绳，晒干，切碎，收藏于瓷坛内，备用。

5. 唇膏

[处方] 紫草 60g，当归 30g，白芷 30g，珍珠粉 15g，麝香 1g，冰片 10g，血竭 15g，黄蜡 115g，红花油 150g，芝麻油 150g。

[制法] 将紫草浸于红花油中 3～5 日至透，滤过，紫草红

花油另置；当归、白芷浸于芝麻油中 3 ～ 5 日至透，合紫草渣，文火煎至枯，去渣，取清油入黄蜡熔化，冷却至 50℃时加入紫草红花油、冰片、血竭、麝香、珍珠粉，搅拌令溶化均匀。用热水将唇膏浴化，分装于 5g 小盒中，低温保存。

［用法］涂抹患处，每日 2 ～ 3 次。

［功能］清热凉血，祛瘀消肿，润燥止痒，敛疮生肌。

［主治］适用积热火毒，内郁外发，血热化燥，风邪外袭所致唇炎、口角炎，以及水火烫伤等。

［方解］唇炎病机主要是燥热内生，气阴两伤，风邪外袭，感染所致。热毒内盛，灼伤真阴，必阴虚血燥，肌肤失润而干燥皲裂，燥热生风而口唇干痒起皮。故治疗除内服药清热生津、养阴润燥外，外用药以润燥生肌、祛风止痒亦十分必要。紫草甘咸、气寒，色紫质滑，入心、肝二经，专入血分而凉血解毒，甘寒相合而益阴润燥。《本草求真》云："俾血得寒而凉，得咸而降，得滑而润，得紫入血。"现代研究示，紫草有抗皮肤真菌的作用，取本品凉血益阴而润燥之功，故为君药。

血热而瘀，瘀热化燥更伤阴血。当归味辛、甘、苦，温，入心、肝、脾三经，功专补血和血，适于营血虚弱证。油浸润燥，甘温相合，益阴养血，调和营血，助君药和血益阴，润燥之力倍增，故为臣。

血竭，味甘咸，性平，功专行瘀，止痛止血，为伤科要药，敛疮生肌，善治疮疡不敛。冰片，味辛苦，微寒，入心、肺、脾经，功专消肿止痛。黄蜡，味甘淡，微温而润，功能止痛敛疮生肌，为外科圣药。本方取青黛、冰片、血竭、黄蜡清热凉血、祛瘀止痛、敛疮生肌之功，故为佐。

红花油，辛甘，温而气香，辛香行散，甘温和畅，入心、肝经，走血分，故能行血散瘀。麻油，甘、寒，滑润，善治血热肿痛、恶疮癣疥。本方取二油行血散瘀、甘寒滑润之性合剂成膏，收其全功，故为之使。

如此组方制剂，热清瘀祛，燥润疮敛，肿消肌生，风除痒止，皮肤康复如初，得收全功。

[按语]唇炎称唇风，是秋、冬、春三季的常见病，多发于小儿，成人亦有。主症是口唇干、痒，热辣疼痛，喜用舌舔，越舔越干裂起皮，唇周可有紫暗红色的一圈血痂。此虽是小病，但痛苦而又失美观。发病多因冬季气候干燥寒冷，外寒内热，气阴两伤，皮肤口唇干燥，春暖又多风，更伤津干燥。本病与小儿快速生长发育，代谢旺盛，水分营养补充不足有很大关系，又与偏食、挑食、厌食、疳积、积热，造成营养及维生素 C 与维生素 B_2 缺乏有关。

笔者跟师学习期间，恩师张海岑先生教会我很多小方验方制剂，在他指导下我亲自动手，学会了不少制剂技能，其中有紫归油、乌龟丸、吴萸连、溃疡散等。

紫归油原出自《幼科金针》：治火烫发疱腐烂。紫草一钱，当归五钱，麻油四两。上二味入油浸，炸枯，滤去渣，加入黄蜡五钱，溶化，冷却，涂之。《疡医大全》有紫草膏，类同。另加白芷、甘草，可治小儿胎毒疥癣，两眉生疮，或遍身瘙痒，成脓水淋漓，经年不愈。

恩师教笔者治疗血热火毒，化燥生风，头皮起白痂，奇痒难忍，皮厚生癞秃、白秃疮之类，用原方加大风子 5g 制剂，确有奇功。笔者在临证中常见到青少年患唇炎，试用紫归油有效，深究其病因病机，从理论到临床多次反复实践，总结改进，得到现在的配方制剂，其治疗范围扩大，凡血热有瘀、毒邪内盛之外发肿痛、溃疡、干裂燥痛、癫癣奇痒、水火烫伤、湿疹、带状疱疹、老妪阴肿干痒疼痛、痔疮肿痛用之均有较好疗效，不失为外用良膏。

6. 痛风丸

[处方] 土茯苓 20g，川萆薢 20g，黄芪 20g，白术 20g，忍冬藤 20g，山慈菇 10g，汉防己 15g，秦皮 15g，百合 20g，虎杖 15g。

[制法] 白术、百合、山慈菇、汉防己、川萆薢打细粉；余药提取药液泛丸如梧桐子大，滑石、薏仁粉、红糖包衣，60℃以下低温烘干，打光，阴凉干燥处保存。

[用法] 每次 6g，每日 2~3 次，温开水送服。

[功能] 清热利湿，祛风通络，消肿定痛。降尿酸，补气生血，祛邪扶正。

[主治] 痛风及痛风性关节炎、痛风性肾病、高尿酸血症。

[方解] 痛风之名，中西医不谋而合，皆曰痛风，然名同而义殊。中医言痛，言其症，痛剧矣；言风，言其性，风善行而数变。痛风之作，剧痛而多变，入夜尤甚，愈发愈重，缘于饮食劳倦所伤，正虚邪聚。经云："风、寒、湿三气杂合而至，为之痹，痹者，闭也，不通则痛。"此乃宏观之论。西医痛风言其病，系指摄入高嘌呤食物过多，代谢紊乱，尿酸过高，形成结节，流注关节，肿痛不已，乃微观之见也。中西医结合论治痛风，当辨证

辨病，相互为用，宏观微观，取长补短，才能有的放矢。

　　饮食不节则伤胃，劳倦过度则伤脾。脾胃俱伤则健运失司，代谢紊乱，致使湿热瘀浊内生（即尿酸过高）。治当清热利湿、分清别浊，祛其邪。土茯苓，甘淡、平，除湿、解毒，通利关节，善治湿热瘀浊、肢体拘挛、筋骨疼痛；萆薢，苦平、微寒，入肝、胃经，祛风胜湿，分清别浊，治风湿痹痛，湿热下注。本方取二者清热利湿、祛风化浊、通利关节、降血尿酸之功，为君。除风先活血，血活风自灭。脾主运化，为气血之源，虚则不运，化源不足，运行不畅，则湿浊流注于关节、肌肉，形成痹痛，也就是痛风性关节炎，治当健脾固本，以充气血之源。白术，苦甘、温，入脾、胃经，补脾益气；黄芪，味甘、微温，入脾、肺经，为补气益阳之要药，芪、术相配，补气健脾力倍，善治脾虚诸症，脾得补则血充，肺得补则卫固，故能补气生血，实卫固本，共助君药补气健脾、利湿清热之功，故为臣。忍冬藤，甘、寒，入肺、胃经，清热解毒，疏风通络，主治风湿热痹，关节肿痛，所含的大黄素对黄嘌呤氧化酶有较强的抑制作用，故能减少尿酸的合成；秦皮苦涩、寒，清热燥湿，可促进尿酸排出；汉防己苦、寒，利水消肿，祛风止痛，主治风湿痹痛；百合、山慈菇甘、寒，清心养阴，消肿散结、化痰解毒，有秋水仙碱样作用，能抑制白细胞趋化，从而减轻痛风性关节炎的炎症而止痛。本方取此几味，清热解毒、疏风通络、消肿散结、化痰解毒，以排出尿酸，抑制白细胞趋化、尿酸的合成，祛邪扶正，故为佐。虎杖，微苦、微寒，祛风利湿，通络和血，散瘀定痛，主治风湿筋骨疼痛、湿热淋浊、带下经闭，祛风散瘀，通络和血，为使。

全方共奏清热利湿、祛风通络、消肿定痛之功，降尿酸、补气生血、祛邪扶正。

[按语] 痛风是富贵病，高嘌呤食物摄入过多，代谢紊乱，高尿酸结晶盐沉积关节，以致红肿热痛，是其症也。从中医角度讲，为饮食劳倦所伤，健运失司，湿浊之邪由内而生，加之风寒湿外邪诱发，合而为痹。痹者，闭也，不通则痛。

本方祛邪以扶正是为正治，用于痛风急症多有奇效，抓住了矛盾的主要方面，主要矛盾解决了，次要矛盾就迎刃而解了。然，方之与证，是因人、因地、因时、因证制宜，恰如其分，才能有鼓之应桴之效。故当辨证施治，权衡变通而获良效。

若尿酸钠结晶在关节滑膜组织沉积并脱落，此是急性痛风的病理基础，法当溶解尿酸钠结晶盐，可取百合、山慈菇，倍其量，更加威灵仙。若久而损肾，致痛风性肾病、蛋白尿者，可加金樱子、芡实以固肾气。若单纯血尿酸高，或处于痛风静止期的患者，多表现为脾肾不足、湿浊内盛，则当以健脾补肾、降浊利湿之法为主，祛邪固本而防复。

总之，未病先防，饮食有节，劳逸结合为要；已病防传，祛邪杜变是关键；病愈健脾补肾以防复。

7. 除湿拔毒丹

[处方] 苦参40g，大青叶30g，土茯苓30g，山慈菇20g，徐长卿30g，蒺藜15g，白鲜皮30g，薏苡仁30g，白术30g，茯苓30g，黄芪40g。

[制法] 薏苡仁、白术、茯苓、土茯苓、大青叶、山慈菇打细粉。黄芪、徐长卿、白鲜皮、苦参、蒺藜打粗末，浸泡30分

钟，煎煮 1 小时，滤过另置，二次加开水煎煮 1 小时，滤液合并，前述药粉以此泛丸，梧桐子大。低温烘干，干燥通风处密封贮存。成品每克含生药 1.8g。

[服法] 每次 6 ～ 10g，每日 2 次。

[主治] 湿疹、疮疡。

[功能] 燥湿拔毒，除风止痒。

[方解] 湿疹，乃湿热内蕴，湿毒外发而成，治以苦寒为法。苦以燥湿，寒以清热。苦参苦寒，归心、肝、脾、胃、肾经，有显著的清热拔毒、燥湿祛风、杀虫止痒作用。《滇南本草》云："凉血解热毒。"《神农本草经百种录》云："专治心经之火。"现代研究示，苦参含多种生物碱，有抗过敏和健胃作用，对多种皮肤真菌、阴道滴虫均有抑制作用，本方取其苦寒燥湿、清热拔毒之功，为君。《经》云："诸痛痒疮，皆属于火。"大青叶味苦、大寒，归肝、胃、心经，清热解毒、凉血化斑，尤对心胃实热火毒有特效。《本草正》云："治温疫热毒发斑，风热顽疹，痈疡肿痛，除烦渴。"土茯苓甘淡，平，归肝、胃经，解毒祛湿为胜，拔毒利湿最雄，对疮疡湿疹、痛痒难忍有奇效。本方取大青叶、土茯苓清心火、解热毒、祛湿热之功，为臣。慢性湿疹瘙痒难忍，徐长卿辛苦，温，归肝、胃经，祛风胜湿、散瘀止痛；蒺藜辛苦，温，归肝经，疏肝祛风止痒，凡湿疹、荨麻疹瘙痒不已，用之甚效；白鲜皮苦寒，归脾、胃经，清热燥湿、解毒止痒；山慈菇辛、寒，有小毒，归肝、胃、脾经，专攻顽毒，善治疮疡，清热解毒、消肿散结、止咳镇痛。《本草求真》云："功专泻热消结解毒。故凡证患痈疽、无名疔肿、隐疹恶疮……用此外敷固可消

散，内服亦可调和，总为解毒散结。"湿疹主因为湿，脾虚失运，湿由内生，以薏苡仁、白术、茯苓、黄芪补气健脾、利湿拔毒，可固本防复。本方取此两组药祛风胜湿、拔毒止痒、健脾固本之功，为佐。全方共奏燥湿拔毒、除风止痒、健脾固本之功。浸淫湿烂痒甚者，外涂湿疹散，以渗湿拔毒、收敛止痒。

[按语] 湿疹、顽癣，溃烂流水，奇痒难忍，皆为湿毒浸淫，最为难治。从积热论治，以胃气为本，补气健脾，增强免疫，扶正的同时更要燥湿拔毒、除风止痒，祛其邪，内外并治，固本防复，是为上策。

8.通脉宁浓缩丸

[处方] 生山楂1000g，决明子500g，黑木耳400g，泽兰100g，葛根400g，炙黄芪800g，当归400g，生蒲黄300g，鸡血藤800g，川芎300g，炙甘草100g。

[制法] 共5100g，其中泽兰、葛根、黄芪、鸡血藤2100g提取浓缩（13%）得干粉273g；余药3000g打粉（90%）得2700g，合计药粉2973g，以米醋、开水各半泛丸得成品3000g，每克成药含原生药1.7g

[用法] 首先服枳术消积丸（20g左右）开路，量病增减，以泻为度，消积导滞清胃火，通腑泄热排肠毒，清除病理产物，积热除，腑气通，一通百通，才能食消药布。继服"通脉宁浓缩丸"，每次6g（含生药10.2g），每日2次（生药20.4g）。

[功能] 补气活血，化瘀通络，调脂降黏。

[主治] 高脂血症导致（心、脑、肾）的动脉血管硬化。

[方解] 动脉硬化血管闭塞，是"路"不通。造成血管堵塞

的元凶是饮食不节，嗜食肥甘厚腻，导致积热火毒，脾胃俱伤，痰湿毒瘀，循环障碍。故以山楂、决明子降脂化瘀，为君。气虚血瘀，以补血汤补气活血，为臣。痰湿毒瘀，取木耳、泽兰、葛根、蒲黄、川芎、鸡血藤利湿化浊、消瘀通络之功，为佐。炙甘草补中益气，调和诸药，为使。全方共奏补气活、化瘀通络、调降脂黏之功。

9. 平息丸

[处方] 生黄芪30g，生白术20g，茯苓20g，陈皮15g，半夏15g，乌梅肉30g，败酱草30g，白头翁30g，马齿苋30g，蒲公英30g，吴茱连15g，炮山甲（代）20g，槟榔30g，三棱20g，莪术20g，甘草10g。

[功能] 健脾益气，消积软坚，活血化瘀，解毒清肠，逐痰祛浊。

[主治] 肠息肉、胆囊息肉。

[方解] 肠息肉患者，属于肠癌前高危人群。此乃病自内生，正虚邪滞，痰瘀浊凝，黏膜损伤，息肉增生。《灵枢·水胀》曰："寒气客于肠外，与卫气相搏，气不得荣，因有所系，癖而内着，恶气乃起，息肉乃生。"属肠腑痰浊毒瘀，寒热凝滞，正虚邪壅之证。首当健脾益气，扶正祛邪。正者，脾胃之气；邪者，痰浊毒瘀。黄芪、白术益气健脾扶其正，为君。正虚邪生，痰浊毒瘀，以二陈燥湿化痰、行气和中，为臣。肠之息肉所以生，缘于内环境不良，痰浊毒瘀，寒热凝滞，正虚邪滞，故以败酱草、白头翁、马齿苋、蒲公英、吴茱连祛腐化瘀、清肠解毒，防其变；息肉乃有形之积已成，属癥瘕积聚，必消息之，故独重用乌梅，

酸敛涩肠，化消息肉。《神农本草经》谓其能"去死肌，除黑痣、蚀恶肉"，《本草逢原》云"（乌梅）恶疮胬肉，如烧灰研敷，恶肉自消"。胬肉者，瘀肉也，气滞血瘀所致。淡红色胬肉凸起肠黏膜之上，为肠息肉，乃疮疡后期毒郁深伏，热毒壅盛，新肉过快生长而凸出的赘肉，是为肿瘤之重要成因。故以炮山甲（代）、槟榔、三棱、莪术化痰逐瘀、消积散结、通腑排毒。取此两组药清肠解毒、化痰逐瘀、散结排毒之功，为之佐。甘草既协君臣补中益气，又调和诸药而解毒，故为之使。全方共奏健脾益气、清肠解毒、逐瘀散结之功。

　　[按语]息肉属肠腑痰浊毒瘀、寒热毒凝、正虚邪滞之证，与生活方式、饮食结构密切相关。欧美西方国家肥甘厚腻、冷热杂投的饮食习惯与结肠癌、息肉发病率高不无关系；中华饮食是五谷为养、五果为助、五畜为益、五菜为充的饮食结构，全面营养，粗细搭配，荤素兼顾的平衡饮食，符合联合国提倡的科学饮食结构。饮食与正虚邪实的息肉病有极大关系，所以治当健脾益气，扶正祛邪。病既成则缠绵难愈，用丸剂一者方便，二者药力继续，可缓缓取效，颇为适宜。

　　10. 热毒清颗粒

　　[处方]甘松15g，三七10g，吴萸连15g，黄芪20g，白术15g，蒲公英30g，败酱草20g，白头翁20g，牡丹皮15g，赤芍15g，三棱10g，莪术10g，甘草5g。

　　[制法]提取甘松、吴萸连、莪术、白术挥发油；药渣同余药煎煮两次，合并浓缩，与三七粉一起喷雾，一步制粒，低温烘干，分装袋中，每袋10g。

［用法］每次 1 袋，食前开水冲服，每日 3 次。

［功能］理气活血，解毒清热。

［主治］积热胃痛（萎缩性胃炎）。

［方解］胃脘痛无论主因如何，皆因气滞血瘀而然，首当理气化瘀。甘松辛甘、温，归脾、胃经，辛而能散，温而不燥，甘而不滞，香能醒脾健胃，临证用之重在行气止痛；三七甘苦、温，归肝经，擅化瘀止血、消肿定痛，本方用以消瘀止痛。取甘松、三七理气消瘀止痛之功，为君。肝胃郁热，当疏肝之郁、清胃之热，本左金丸（黄连、吴茱萸）为治，恩师张海岑调其比、新其制，名曰"吴萸连"，疏肝清胃、制酸止痛效果更佳，为臣。脾与胃相表里，乃水谷之海，气血之源，元气之府，胃病及脾，脾气不足，中气虚也。黄芪甘、温，补中益气，气足则血旺；白术甘苦、温，归脾、胃经，健脾益气力最雄。本方取芪、术相须配对，可增强益气健脾之功；胃肠积热，合并 HP 感染，取蒲公英、白头翁、败酱草，以其甘苦辛、寒之性，甘能补中益阴，苦寒清热解毒，辛散化瘀，合吴萸连，解毒抗菌力彰，免三联抗菌西药伤胃之弊；久痛必瘀、郁久化热、血因热瘀，故以牡丹皮、赤芍凉血散血，三棱、莪术理气消积、化瘀止痛，积消热除而瘀痛止。取此几味祛邪扶正之功，为佐。甘草补中解毒、调和诸药，为使。全方共奏理气活血、解毒清热之功。

下卷 临证论治

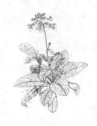

凡积热火毒，内郁外发，百病丛生，以下就内、外、妇、儿各科与积热相关病症如何从积热论治分别进行阐述。从证治经验，到分型辨证论治、典型医案佐证，前后一贯，融合而论，理法方药环环相扣。

内　科

内科常见、多发的积热病是脾胃病的另一类型，复杂多变，由胃强脾弱所致。辨证论治当以祛邪为要，邪去正自复。若失治、误治、复杂多变之疑难重症，脏腑俱伤，涉及多脏腑、多器官者，当深入探索其损伤程度，正邪胜衰情况，牢牢把握元气为本，从整体观念出发，扶正祛邪。待正复邪退，则固本以防复。

积热病

此处所谓"积热病"概指由"积热"引起的临床诸多症状，以总论病因、病机、演变、治则，非详细论治某一具体病证，仅给"积热病"相关内容以概念。

一、证治经验

积热者，是由胃强脾弱，食而不消，积而化热，消谷善饥，愈食欲积，愈积愈热，愈热愈食，恶性循环，愈发愈重。或由失治误治，积热火毒，内郁外发，百病丛生。既可独立成病，又常与其他诸多症状兼夹、并发，甚者脏腑俱病，功能失常，代谢紊乱，痰湿毒瘀等病理产物堆积，变生复杂疑难重症，是脾胃消化系统的常见、多发病。

其实积热病非今天才有，早在《黄帝内经》中就有胃肠属阳明，多气多血，最易化热之说。《伤寒论》明言阳明病胃家实，不外经证、腑证。《诸病源候论》亦云："热病者，伤寒之类也。"进一步指出，依六经传变，经尽当愈，反不愈者，毒气甚也！欲再传经，再经者，经络重受病也。说明"经尽不愈，欲再传经"是火毒深入导致的经久不愈。

金元四家，各有专论。刘完素认为六气皆从火化，是外感温热病之主因，主以清凉泻火；李杲主张时值战乱，饥饱劳困，皆伤脾胃，主以补土升阳；张从正认为病由邪生，主以汗、吐、下三法祛邪，邪去正安；朱震亨居处江南，主张湿热损正，痰浊内生，主以祛痰清热、养阴。治法虽异，各有侧重。

病因病机。积热成因虽多，但饮食劳倦伤脾胃，积滞化热为最，形成阳明胃肠积热病机。经云："饮食自倍，肠胃乃伤。"改革开放，生产发展，民众富裕，物质生活水平普遍提高，本应有利于身体健康，但缺乏精神文明、健康意识，却反成为致病之因素，不能抗拒"美食"诱惑，只顾"嘴馋"，不管"胃难"，饮食不节、暴饮暴食、肥甘厚腻、辛辣炙煿、烟酒无度、起居无常、劳倦过度、夜猫生活，皆伤脾胃，以致形成"胃强脾弱"的病机转变：积热火毒，内郁外发，百病丛生。正所谓："脾胃病，百病生。"

积热治法。针对饮食不节，酿成"胃强脾弱，能食不能消，积热火毒，内郁外发，百病丛生"，进而脏腑俱病，功能损伤，代谢紊乱，痰湿浊瘀等病理产物堆积，五脏六腑、四肢百骸皆失其养而俱病矣。治法总以祛邪为先，扶正为要。故立"消积导滞清胃火、通腑泻热排肠毒"，令积消热除，祛其邪也。终以"益气健脾、养阴生津"扶其正，固本以防复也。

　　根据积热病的病程长短、病情轻重、临床特征，按积热辨治六层总纲，分别施治如下。

　　1. **食滞伤胃、邪郁胃肠**　脾胃俱病，纳运失司，胃痛吞酸、饱胀嗳气、呕吐腹泻、厌食等症相继发生。初病邪浅正盛，假正盛邪实，消而导之即愈。初病早治，防变之谓也。

　　2. **积热胃肠、阳明火盛**　阳明之火最烈者，莫过于胃火之焰。胃火盛，火克食，消谷善饥、贪食无度，伴齿痛、龈肿、咽痛、口臭、口疮，便秘或黑黏不爽，恶臭熏人，以及小儿积滞、厌食、疳积等症多发，皆胃肠积热所致。治当消积导滞清胃火、通腑泻热排肠毒。待积去热除，继以益气养阴、健脾固本。

　　3. **积热火毒、百病丛生**　积热火毒，内郁外发，元气大伤，邪气反彰，痤疮蜂起、湿疹浸淫、疮疖肿痛、唇风痛痒、丹毒赤热、疱疹痛烂等血热火毒之症多发。总以消积导滞、清热解毒、通腑泻火为法，针对专病辅以专药，内外合攻，事半功倍。

　　4. **积热内郁、耗气伤阴**　阳虚则生外寒，而见身困乏力、虚汗淋漓、胸闷气短、畏寒肢冷等气虚肺卫不固征象，易感冒、好上火等免疫低下症状接踵而至；阴虚生内热，而见手足心热、脱皮汗出、心烦易怒、失眠盗汗等阴虚内热症状。看似寒热矛盾，其实一也，皆积热耗气伤阴所致，进而复杂多变，既当补气健脾、培土生金以固肺卫，又需滋阴凉血除蒸、清金生水以养肺肾，土、金、水相济，肺、脾、肾俱补，以复元气。

　　5. **积热损正、虚实夹杂**　李杲《脾胃胜衰论》云："脾胃俱旺，则能食而肥。"胖人多虚、多湿、多痰。虚者，气也！困倦乏力、虚汗淋漓，动则益甚；痰湿者，阴也！身困重，欲睡，四肢不举、胸闷气短，舌淡体胖，苔白厚腻。湿为阴邪，黏腻难除，当利湿化痰为先，健脾助运固本，祛邪以扶正也。

6.积热伤元、阳衰阴凝　饮食不节，劳倦过度，脾胃俱病，五脏六腑、四肢百骸皆失其养而俱病矣！纳运失司，痰湿瘀浊，阳衰阴凝，百窍不通，脏腑俱损，功能逆乱，代谢失常，热郁毒深，正损至极，邪气反彰，百病由生也。至此，虚实夹杂、寒热错综，证变疑难，终归复杂难治。

二、辨证论治

1.饮食伤胃、吐泻并作

[症状] 饮食不节，积滞伤胃，气机逆乱，升降失司，致胃痛、吞酸、饱胀、嗳气、口臭、呕吐腹泻、恶心厌食、脉弦、舌淡、体胖、苔腻等。

[辨证] 积滞胃肠，气机逆乱。

[治法] 消积导滞，理气和胃。

[方药] 五消饮加味。焦山楂、焦神曲、焦麦芽（焦三仙）各15g，炒莱菔子15g，槟榔12g，白术15g，炒枳壳12g，陈皮12g，甘草6g。每日1剂，水煎服。

或煮散：上药1剂，快速清洗，打粗末，每次50g，浸泡15分钟，煮8分钟，滤过，加开水煮12分钟，滤过，两煎合并，早晚分服。

[方解] 偶见饮食伤胃，消化不良，消而导之即愈。五消饮合枳术丸，消而无伐，补而不滞，脾旺不复伤也，消补兼施，祛邪扶正，邪去正安，胃气来复，食消药布。化热加连翘、蒲公英，脾虚加党参。若夹内伤外感者，合以藿香正气水，和中正气、表里双解，可见速效。若吐泻甚剧或小儿难于口服藿香正

水（不含乙醇）者，改用敷脐、肛门注射给药，起效更速。

2. 积热胃肠、阳明热盛

[症状] 积而化热，胃火亢盛，则消谷善饥、贪食无度、齿痛龈肿、咽喉肿痛、口苦口臭、口疮反复，便秘恶臭、黑黏不爽，以及小儿积滞、厌食、疳积等症多发。

[辨证] 胃肠积热，阳明热盛。

[治法] 消积导滞，清泻胃肠。

[方药] 消积汤化裁。枳术丸（吞服）20g，炒莱菔子20g，槟榔15g，山楂30g，牵牛子12g，白头翁30g，连翘20g，蒲公英30g，马齿苋30g，牡丹皮20g，黄芩15g，甘草10g。

[方解] 胃肠属腑，泻而不藏。若积热胃肠，当先消积导滞、通腑泻热祛其邪，积去热除，以枳术丸免煎吞服为君。莱菔子辛甘而平，入脾、胃、肺经。辛能行气，甘能益脾，行脾胃气滞而消积导滞，故能治一切食积气滞；既有推而泻下之功，又无三黄苦寒败胃之弊。积而气滞，痞塞胀满，枳壳苦辛、微寒，入脾、胃经，气香味厚，苦能泄，辛能行，走而不守，行气之力较猛，能破气消胀；槟榔辛苦、温，入胃、大肠经。辛散行气，以除胀满，苦温降泄，以通腑气，共助君药消积导滞力倍，为臣。饮食伤胃，取焦山楂以消食化积而助运；积滞化热，佐苦寒降泻之品导热下行，牵牛子苦寒清降，入大肠走谷道，治宿食不化、腹胀便秘；余热未尽，佐以白头翁、连翘、蒲公英等甘寒微苦、清热健胃、益脾养阴、药食兼用之品，寒能清热，微苦健胃，甘能补虚益阴，至为合宜；血热而瘀，牡丹皮、黄芩凉血散瘀。取此几味药相互协作，祛邪扶正，为佐。甘草调和诸药，为之使。全方共奏消积导滞、通腑排毒、清泻胃火之功。若疖肿、痤疮甚者，

加野菊花、大青叶、龙葵以凉血清热、泻火解毒；腑实便秘，加大黄、芒硝通腑泻下，釜底抽薪也；心烦易怒，加栀子豉汤清心除烦；湿疹，加苦参、土茯苓、地肤子、徐长卿。

3. 积热火毒、内郁外发

［症状］积热火毒，内郁外发，元气大伤，邪气反彰，诸病丛生，痤疮、湿疹、疖肿、唇风、疱疹等多发。脉弦细数，舌质红，苔腻或黄或白，舌体胖大，边有齿痕，舌瘀阻，重舌赤肿。

［辨证］积热火毒，内郁外发。

［治法］消积导滞，泻火解毒。

［方药］泻火解毒汤加减。枳术丸（吞服）20g，炒莱菔子20g，白头翁30g，槟榔15g，山楂30g，枳壳15g，牵牛子12g，大黄15g，连翘20g，蒲公英30g，黄芩15g，大青叶30g，甘草10g。

［方解］胃肠属腑，泻而不藏，以通为用。若积热胃肠，首先消积导滞、通腑泻热，积去热除，故以枳术消积丸吞服，取其丸者，方便患者，量病增减，为君。积而气滞，痞塞胀满，莱菔子辛甘而平，入脾、胃、肺经，辛能行气，甘能益脾，行脾胃气滞而消积导滞，故能治一切食积气滞；枳壳苦辛、微寒，入脾、胃经，气香味厚，苦能泄，辛能行，走而不守，行气之力较猛，能破气消胀，消积导滞；槟榔辛苦、温，入胃、大肠经，辛散行气，以除胀满，苦温降泄，以通腑气。本方取此三者消积导滞之功，为臣。饮食伤胃，取焦山楂以消食化积而助运；积滞化热，佐大黄、牵牛子等苦寒降泻之品，入大肠，走谷道，导积热下行，以治宿食不化、腹胀便秘，釜底抽薪也；血因热瘀，佐以白头翁、黄芩、大青叶、连翘、蒲公英等以清热凉血、化瘀解毒。

取此八味药通腑泻热祛邪，为佐。甘草解毒，调和诸药，为使。全方共奏消积导滞、通腑排毒、清热化瘀之功。诸病情况不一，具体可视情况辨证加减，辅以专病专药，内外合功，事半功倍。

4.积热胃肠、气阴双虚

［症状］积热内郁，耗气伤阴，阳虚则生外寒，见身困乏力、虚汗淋漓、动则益甚、胸闷气短、畏寒肢冷等正气虚的征象，易感冒、好上火等免疫低下等症接踵而至。阴虚生内热，见手足心热、脱皮汗出、心烦易怒、盗汗等。看似寒热矛盾的两组症状，其实一也，皆积热所致。

［辨证］积热内郁，气阴双虚。

［治法］消积导滞，益气养阴。

［方药］益气养阴汤加减。枳术丸（吞服）20g，白头翁30g，连翘20g，黄芪30g，白术30g，生龙骨、生牡蛎各30g，山茱萸20g，生地黄20g，牡丹皮20g，地骨皮15g，栀子15g，豆豉15g，甘草10g。

［方解］本证为积热内郁而耗气伤阴，故首以枳术丸消积导滞，积去热除，为之君。余热未除，以白头翁、连翘清热，为之臣。气虚汗淋，以黄芪、白术补气固卫；生龙骨、生牡蛎、山茱萸酸敛收涩止汗；阴虚未复，故以生地黄、牡丹皮、地骨皮、栀子、豆豉清热养阴，取此十味补气养阴、止汗复阴之功，为之佐。甘草和诸药而解毒，为之使。全方共奏消积导滞、益气养阴之功。兼外感者，加芦根、桑叶、南沙参，生津解表而不伤气；虚汗不止，加辽五味，酸收敛汗。

5.积热损正、虚实夹杂

［症状］能吃而肥，胖人多虚、多湿、多痰，困倦乏力，虚

汗淋漓，动则益甚；痰湿者，阴也，身困重，欲睡，四肢不举，胸闷气短，舌淡体胖，苔白厚腻。

［辨证］脾虚湿阻，痰浊毒瘀。

［治法］健脾助运，利湿化痰。

［方药］四君合二陈加味。党参20g，白术30g，苍术15g，川厚朴15g，陈皮15g，半夏10g，茯苓30g，泽兰30g，萆薢15g，黄芪30g，桂枝15g，甘草6g。

［方解］脾虚失运，湿由内生，以四君补气健脾助运，为之君。痰湿阴凝碍脾运，以二陈、平胃燥湿化痰；合泽兰、萆薢化浊活瘀，利水力倍；黄芪合桂枝，温阳化气以行水。取此三组药，温阳化浊，祛湿利脾运，为之佐。甘草补中益气，调和诸药，为之使。全方共奏健脾助运、利湿化痰之功。湿浊阻中，加藿梗、苏梗芳香化浊，梗者，理气消胀尤良；或辅专病药六和正气丸，芳化去湿，和中正气，以匡正脾胃。

6. 积热伤元、阳衰阴凝

［症状］脾胃俱伤，纳运失司，五脏六腑、四肢百骸皆失其荣养而俱病矣。导致代谢紊乱，痰湿浊瘀、气虚血瘀等病理产物堆积，百病之由生也，正所谓"脾胃病，百病生"。常见有脂肪肝、糖尿病、高血压、高尿酸、高脂血症等现代富贵病多发，心脑血管病接踵而至，甚则猝死。脉象弦滑数，舌质暗红，苔腻或黄或白，舌体胖大，边有齿痕，舌脉瘀阻，重舌赤肿。

［辨证］积热损正，痰浊毒瘀。

［治法］健脾化湿，活血化瘀。

［方药］参芪六君加味。生黄芪30g，人参15g，白术30g，茯苓20g，枳壳15g，陈皮15g，半夏10g，当归15g，泽兰30g，

鸡血藤 30g，桃仁 15g，山楂 30g，草决明 30g，甘草 10g，生姜
3 片，大枣 3 个（破）。水煎服。

［方解］胃主受纳，脾主运化，脾胃和，化源充，气血足，
百病不生。孙思邈曰："五脏不和调于胃，胃和五脏安。"故首先
健脾和胃，取黄芪、党参大补元气，为之君。脾为元气之府，白
术、茯苓淡渗利湿、健脾以充其元，助君药补气健脾之力倍，为
之臣。胃肠属腑，以通为用，枳壳、白术消补兼备，二陈理气和
胃；气虚血瘀，藉君臣补气助运之力，合当归、泽兰、鸡血藤、
桃仁、山楂、草决明活血化瘀、通络祛邪。取此两组药健脾和
胃、化瘀通络祛邪之功，为之佐。甘草调和诸药，为之使。全方
共奏健脾化湿、活血化瘀之功。针对专病辅以专药，辨证论治，
挽回败局。

三、典型医案

【验案一】善食而瘦食㑊症、消积导滞清胃肠

刘某，男，53 岁，荥阳人。2013 年 8 月 5 日初诊。

主诉： 消谷善饥、贪食无度、消瘦乏力 2 年余。伴手足心
热、自汗盗汗、齿痛龈肿、咽喉肿痛、口苦口臭、口疮反复。大
便每日 4 次，黑黏不爽、恶臭，便前腹痛，便后即止。脉沉弦细
数，舌质红、有裂纹，舌体胖大、有齿痕，苔黄腻，舌脉瘀阻，
重舌赤肿。

论析： 李杲云："善食而瘦者，胃伏火邪于气分则能食，火克
食也！脾虚，则肌肉瘦削，即食㑊也！"上证明显属胃肠积热，
火盛克食，脾虚失运，食而不消，一派胃肠积热征象。

［辨证］食伤脾胃，积热胃肠。

［治法］消积导滞，清泻胃肠。

［方药］枳术消积丸化裁。炒莱菔子20g，枳壳15g，槟榔15g，山楂30g，牵牛子12g，大黄15g，白头翁30g，连翘20g，蒲公英30g，牡丹皮20g，黄芩15g，生白术30g，甘草10g，姜枣为引。12剂，水煎服。

［方解］胃肠属腑，泻而不藏。积热胃肠，故首先消积导滞，通腑泻热，积去则热除。莱菔子辛甘而平，入脾、胃、肺经，辛能行气，甘能益脾，行脾胃气滞而消积导滞，故能治一切食积气滞，推而下之，为之君药。积而气滞，痞塞胀满，枳壳苦辛微寒，气香味厚，苦能泄，辛能行，走而不守，行气消胀；槟榔辛苦温，入胃、大肠经，辛散行气，以除胀满，苦温降泄，以通腑气，相须配对，共助君药，消积导滞、除胀之力倍，为之臣。饮食伤胃，取焦山楂以消食化积而助运；积滞化热，佐苦寒降泻之大黄、牵牛子，苦寒清降，入大肠，走谷道，通腑泻热，导热下行；余热未尽，以白头翁、连翘、蒲公英等甘寒微苦之品清热健胃，益脾养阴，至为合宜；血热而瘀，牡丹皮、黄芩凉血散瘀；积、热、瘀之邪已去，脾虚当补，故重用白术合枳壳，消补兼施，既助运祛邪，又固本防复。取此九味药，相互协作，祛邪扶正，共为之佐。甘草调和诸药，为之使。全方共奏消积导滞、通腑排毒、清泻胃肠之功。

复诊：8月21日。服药2周，大便每日3～5次，黑黏恶臭甚多，轻松舒服，饥饿减轻，齿痛龈肿、咽喉肿痛、口苦口臭、手足心热、盗汗均减轻，口疮愈合。脉细弦，舌红，余症仍存。积热减而不彻，继上方加玉竹、生地黄各15g，以滋胃阴。再服10剂。

三诊：9月5日。大便先多后少，仍黑黏不爽，每日2～3次，便前腹痛消失，轻松舒服。齿痛龈肿、咽喉肿痛消失，五心烦热、口苦口臭大减。脉细，舌红，重舌轻。积热衰减，气阴未复，当益气养阴、健脾和胃。

调方：党参15g，生白术30g，茯苓15g，辽沙参20g，麦冬20g，玉竹20g，蒲公英30g，马齿苋30g，枳壳15g，陈皮15g，白芍20g，甘草10g。10剂。

四诊：9月26日。食量大减，知饥饱，不贪食，大便每日1～2次，成形，不黑黏。精神好，余症均消失，脉沉缓，舌淡红，无重舌。积热除，胃气复，轻剂缓补，以资巩固。上方加黄芪40g，当归15g，5剂，打粗末，煮散，每次80g，浸15分钟，煮6分钟，滤净，加开水煮12分钟，两汁混合，分早晚服。5剂药可服半个月，既省事，又节省。追访半年，一切正常，体重增加7kg。

[按语] 本案由饮食不节、嗜食肥甘、劳累过度，导致积热胃肠、善食而瘦之胃强脾弱证，纯属生活方式病。胃强者，阴火盛，消谷善饥；脾弱者，虚也，食而不消，故瘦。这是由于当前生活方式和饮食习惯不良所引发最多的一类脾胃病。胃肠属腑，泻而勿藏，以通为用，以泻为补。故治宜祛邪扶正为法，始终把握胃气。首先，消积导滞清胃火、通腑泻热排肠毒，祛邪为要，邪去则正安；继以益气养阴扶其正，使正复邪却；终以健脾固本防复伤。

【验案二】食多而肥身困重、便秘痤疮疖肿成

张某，男，17岁，学生。2013年5月9日初诊。

主诉：能吃、快且多，肉多菜少，饥饿快，口臭、肥胖，体重97.5kg。大便每日3次，黑黏不爽，恶臭，矢气多且臭，身困乏力，虚汗淋漓，打鼾，头项、胸背、头皮疖肿，面色暗，满脸痤疮，额头、口周尤多。脉沉细数，舌质红、苔黄腻，边有齿痕，舌脉瘀，重舌红肿。

论析：积热火毒，内郁外发，故见上证，属胃强脾弱，积热火毒所致之重症。

[辨证] 积热火毒，内郁外发之疖肿、痤疮、便秘、肥胖症。

[治法] 消积导滞，通腑排毒。

[方药] 泻火解毒汤加减。枳术丸（吞服）20g，炒莱菔子20g，白头翁30g，槟榔15g，焦山楂30g，枳实15g，牵牛子12g，大黄15g，连翘20g，蒲公英30g，黄芩15g，大青叶30g，甘草10g。10剂，代煎。

[方解] 胃肠属腑，泻而不藏，以通为用。本案积热胃肠，首先消积导滞、通腑泻热，积去则热除，故以枳术丸祛邪。取其丸者，以随汤吞服，量病增减，方便患者，为君。积而气滞，痞塞胀满，莱菔子辛甘而平，入脾、胃、肺经，辛能行气，甘能益脾，行脾胃气滞而消积导滞，故能治一切食积气滞；枳实苦辛微寒，入脾、胃经，气香味厚，苦能泄，辛能行，走而不守，行气消胀，消积导滞；槟榔辛苦温，入胃、大肠经，辛散行气，以除胀满，苦温降泄，以通腑气。本方取此三者消积导滞之功，为之臣。饮食伤胃，取焦山楂以消食化积而助运；积滞化热，佐大黄、牵牛子苦寒降泻之，入大肠，走谷道，导热下行，以治宿食不化、腹胀便秘；血因热瘀，以白头翁、黄芩、大青叶、连翘、蒲公英等清热凉血、化瘀解毒。取此八味药通腑泻热祛邪之功，

为之佐。甘草解毒，调和诸药，为之使。全方共奏消积导滞、通腑排毒、清热化瘀之功。

复诊：5 月 19 日。大便黑黏甚多，每日 3 次，轻松舒服，疖肿、痤疮明显消退，口臭、饥饿减轻，脉细，舌红、苔薄白腻，有齿痕，重舌。积热减，毒未尽，上方去大黄、牵牛子，加栀子 15g，龙葵 30g，白术 20g，10 剂。

三诊：6 月 1 日。疖肿、痤疮已消，大便不黑黏，口臭消失，食欲好，吃不多，不恋肉食，精神好，体重 90.5kg。积热去，火毒消。因学生服汤剂不便，故以枳术消积丸消补兼施，祛邪扶正，以资巩固。嘱其生活规律、饮食均衡，勿食辛辣厚味。

[按语] 无独有偶，该校还有一学生王某，男，15 岁，食多肥胖，体重 108kg，痤疮、疖肿更严重，除与上案类同外，大腿内侧及腹皮爆裂斑痕如孕妇一样。亦用上方加大黄、芒硝、牵牛子，先清泻化痰，后补中益气，终以健脾和胃固其本，诸症得以消减，体重降至 97.5kg。因学生不便服汤剂，改以枳术消积丸、香砂六君丸巩固。此种病证多见，皆积热为患，屡治屡效，多有反复，辄因食发，忌口最难。常备枳术消积丸，消积通腑补脾胃，勿使胃肠积热毒，可防可控于未然。

胃火齿痛、龈肿、口臭、咽喉肿痛

一、证治经验

《脾胃论》云："今饮食损胃，劳倦伤脾，脾胃虚则火邪乘之而生大热。"指明脾胃之气虚是阴火上乘之源。阴火者，邪火也，脾胃气虚则下流于肾，阴火得以乘其土位。这就是长期脾胃虚弱，消化、吸收功能不良，积热胃肠，阳明热盛，易于上火，而多集中于消化道的根本原因。齿痛、龈肿、口臭、咽喉肿痛诸症，是胃强脾弱，能吃不能消，积郁胃肠、胃火炽盛所致，故合并论治。

火分虚实。新病多实，实火好治，苦寒清泻则火消；久病多虚，反复缠绵者，概为虚火，虚火难疗。虚火又有阴虚火炎、气虚火不安位之别。前者滋阴则火降，后者补土则火伏，切忌苦寒败胃、苦燥伤阴。正气虚，则阴火乘，正如李杲《脾胃论·脾胃胜衰论》云："善食而瘦者，胃伏火邪于气分……"实为元气虚，阴火乘，胃强脾弱所致。胃强者，阴火也，火克食，则消谷善饥；脾弱者，虚也，虚则不运，愈食愈积，愈积愈热，愈热愈食，恶性循环。积为因，热为机，病为果。治病必求于本，病因病机为本，故治宜消积导滞清胃火、通腑泻热排肠毒，祛其邪也。积消热除，火清不贪食，邪去正安也。继益气养阴扶其正，正复邪自去。终以健脾补中固其本，本，即元气，本固而免复伤也。总之，消补兼施为法，补而不滞，消而无伐，药宜甘凉，慎用苦寒，勿伐胃气，始终维护脾胃功能，则消化吸收正常，脾健胃和，正气旺盛，则不生病或少生病，此正是中医治未病思想的具体体现。

二、辨证论治

1. 胃火旺盛、消谷善饥

［症状］胃火亢盛，消谷善饥，口臭口疮，齿痛龈肿，便溏不爽，黑黏恶臭，或有咽干肿痛，痤疮，疖肿，脉沉细数，舌质

红、尖边赤，舌体胖、有齿痕，苔黄腻，舌脉瘀，重舌赤肿。

［辨证］胃强脾弱，积热化火。

［治法］消积导滞，清泻胃火。

［方药］清胃方化裁。枳术丸（吞服）20g，槟榔15g，牵牛子15g，连翘20g，蒲公英30g，炒莱菔子20g，白头翁30g，栀子20g，甘草10g。水煎服。

［方解］饮食不节，积热化火，胃火炽盛，火克食则消谷善饥，治宜消积导滞清胃火，取枳术丸吞服，消补兼施，使积消热除，为之君。腑以通为用，炒莱菔子、牵牛子、槟榔下气消积，釜底抽薪，为之臣。余热未清，以连翘、蒲公英、栀子、白头翁甘寒益阴、清热解毒，取此四味祛邪扶正、清肠泻热之功，为之佐。甘草，和诸药而解毒，为之使。全方共奏消积导滞、清热解毒之功。血因热瘀，加牡丹皮、凌霄花、栀子凉血化瘀；便秘，加生何首乌以解毒通便；胃肠热盛，加黄芩、生地黄各20g，知母15g，以清泻胃肠。

2.胃火上攻、龈肿齿痛

［症状］齿龈红肿、疼痛，甚则出血、流脓，齿痛、松动，口臭、便秘，脉滑弦数，舌质红、苔薄黄，舌体胖、有齿痕，舌脉瘀阻，重舌赤肿。

［辨证］积热胃肠，化火生毒。

［治法］消积导滞，清泻胃火。

［方药］清胃散化裁。枳术丸（吞服）20g，槟榔15g，生白术20g，牵牛子10g，炒莱菔子20g，连翘20g，蒲公英30g，牡丹皮20g，赤芍20g，栀子15g，甘草10g。水煎服。

［方解］盖"龈为胃之络"，胃火上攻，致龈肿、出血、流

脓。火之最烈者，莫过于胃火之焰！胃火清，则十二经之火皆熄。治当消积导滞、清胃泻火，故以枳术丸消积导滞清胃火，为之君。腑以通为用，槟榔、莱菔子、牵牛子泻下消积，助君药通降消积力倍，为之臣。余热未清，以连翘、蒲公英甘寒益阴、清热解毒；牡丹皮、赤芍、栀子凉血活血、散瘀消肿；生白术健脾补中，以防复伤。取此五味祛邪扶正之功，为之佐。甘草和药而解毒，为之使。全方共奏消积导滞、清热解毒之功。若积滞已久、气滞血瘀较甚，加三棱、莪术、丹参，以破气消积、活血化瘀；阴虚火旺，加生地黄、玄参、沙参以清热养阴。

3. 积热火毒、咽喉肿痛

[症状] 脘腹疼痛，饱胀嗳气、口臭、口疮、便秘，咽喉肿痛，甚则溃烂、化脓、发热等，脉细弦数，舌红无苔，舌脉瘀阻，重舌。

[辨证] 肺胃郁热，火毒蕴蒸。

[治法] 消积导滞，泻火解毒。

[方药] 通降散加味。枳术丸（吞服）20g，枳实15g，槟榔15g，牵牛子12g，炒莱菔子20g，金银花20g，连翘20g，白头翁30g，蒲公英30g，赤芍20g，牡丹皮20g，射干15g，辽沙参30g，甘草10g。水煎服。

[方解] 积热化火，肺胃热蒸，咽喉肿痛，欲清胃火，先除积热，肺胃火降，诸经之火熄。故当消积导滞，以枳术丸吞服，为之君。腑以通为用，以白头翁、槟榔、炒莱菔子、牵牛子、枳实通腑、泻热排毒，釜底抽薪也，为之臣。血因热而瘀，以牡丹皮、赤芍凉血化瘀；连翘、蒲公英、射干清热解毒、利咽消肿；热甚伤津，以辽沙参、玄参养阴生津。取此七味清热解毒、凉血

化瘀、消肿之功，为之佐。甘草和诸药而解毒，为之使。全方共奏消积导滞、清热养阴、解毒消肿之功。热甚、肿痛化脓，加黄芩、金银花、龙葵以清热解毒；大便秘结或黑黏不爽，加生何首乌、大黄以解毒通便、清肠排毒；咽干痛而痒，痒即咳者，加前胡、炒牵牛子、浙贝母、射干，以解毒利咽而止咳。

三、典型医案

【验案一】积热火毒咽肿痛、消积通腑热毒清

刘某，男，汽车司机，郑州市人。2011年9月1日初诊。

主诉：咽喉肿痛，反反复复，困苦3年。近发热（39.5℃）1周，曾经抗菌消炎，仍面赤咽痛，充血红肿，便溏恶臭、黑黏不爽，饱胀嗳气，口干口臭，脉弦数，舌质红，苔黄腻，舌脉瘀，重舌赤肿。素有暴饮暴食、肥甘厚腻、烟酒无度，体重98kg。

［辨证］积热火毒、肺胃郁热之咽肿痛。

［治法］消积导滞，通腑泻热。

［方药］消积解毒汤加减。枳术丸（吞服）20g，白头翁30g，牵牛子12g，焦山楂、焦神曲、焦麦芽（焦三仙）各15g，炒莱菔子20g，槟榔15g，黄芩15g，金银花30g，大青叶30g，连翘20g，蒲公英30g，牡丹皮20g，赤芍20g，甘草10g。7剂，水煎服。

［方解］积热化火，肺胃热蒸，咽喉肿痛。欲清胃火，先除积热，肺胃火降，则诸经之火熄。故当消积导滞，以枳术丸吞服，为之君。腑以通为用，以白头翁、槟榔、炒莱菔子、牵牛子苦寒通腑、泻热排毒，釜底抽薪也，为之臣。血因热而瘀，以牡丹皮、赤芍凉血化瘀；连翘、金银花、黄芩、蒲公英清热解毒、

利咽消肿。取此九味清热解毒、凉血化瘀、消肿之功，为之佐。甘草和诸药而解毒，为之使。全方共奏消积导滞、清热养阴、解毒消肿之功。

复诊：9月8日。服药后大便黑黏、恶臭、量多，每日4次，轻松舒服，热退、肿消、痛止，口苦臭俱已。脉细数，舌红苔薄。积热已去，阴津未复，余毒未尽。同上方去牵牛子、三仙、莱菔子，加生地黄15g，栀子15g，7剂。

三诊：9月15日。药未尽，诸症全消，已上班3日，要求根治。鉴于职业关系，饮食不节，常有积热，引发热毒，予以枳术消积丸备用，间服以消积、通腑，无积则无热、无毒矣！强调注意饮食有节，勿食辛辣、厚味之品。

[按语] 本案与职业有关，饥饱不均，饮食不节，嗜食肥甘，烟酒无度，积热火毒内郁外发致肿痛不已，反复发作。只抗菌消炎治其标，未消积导滞治其本，根未除，常反复。积为因，热为机，病为果，辨证求本，消积导滞，积消热除矣！益气养阴扶其正，强调饮食有节、生活规律，防病于未然也。

【验案二】龈肿齿痛胃火盛、消积清火求安宁

苏某，男，35岁，郑州市人，干部。2012年4月8日初诊。

主诉：龈肿、齿痛、口臭、消谷善饥，大便黑黏不爽、恶臭，脉滑弦数，舌质红，苔薄黄，舌体胖、有齿痕，舌脉瘀，重舌。

论析："龈为胃之络"，胃火亢盛，则齿痛、龈肿，脉细弦数，舌红、重舌，消谷善饥，均为胃火炽盛之象。

[辨证] 积热胃肠，胃火亢盛。

［治法］消积导滞，清泻胃火。

［方药］清胃散化裁。枳术丸（吞服）20g，槟榔 15g，牵牛子 10g，炒莱菔子 20g，白头翁 30g，连翘 20g，蒲公英 30g，牡丹皮 20g，赤芍 20g，甘草 10g。7 剂，水煎服。

［方解］盖"龈为胃之络"，积热胃火上攻，致齿痛、龈肿。治当消积导滞，积消热除，清胃泻火则肿痛俱已，故枳术丸消积导滞清胃火，为之君。腑以通为用，槟榔、莱菔子、牵牛子泻下消积，助君药通降消积力倍，为之臣。余热未清，以白头翁、连翘、蒲公英甘寒益阴、清热解毒；牡丹皮、赤芍凉血活血、散瘀消肿。取此五味祛邪扶正之功，为之佐。甘草和药而解毒，为之使。全方共奏消积导滞、清泻胃火之功。

复诊：4 月 15 日。服药后，肠鸣、腹痛，腹泻黑黏量多，轻松舒服，腹泻渐减至每日 2 次，痛止肿消，饥饿大减，脉细，舌红、重舌。积消热除，阴虚未复，当滋阴清热、扶正固本以防复。

调方：生地黄 15g，玄参 20g，知母 15g，栀子 15g，生白术 20g，枳实 12g，蒲公英 30g，连翘 15g，甘草 10g。7 剂，水煎服。

［按语］火之最烈者，莫过于胃火之焰！五脏六腑十二经皆禀气于胃，故胃火清，则十二经之火皆熄。本案依此，重在消积导滞清胃火、通腑泻热排肠毒，釜底抽薪也，邪去正安，终以滋阴清热、扶正固本以防复。这是治胃肠积热、阳明火盛诸证最简捷有效的方法，事半功倍矣。

脉痹（下肢动脉硬化闭塞症）

一、证治经验

脉痹者，血脉痹也，突出表现在下肢，常感酸沉、疼痛、发凉、麻木等症状。《刘涓子鬼遗方》云："发于足趾名曰脱疽，其状赤黑，不死，治之不衰，急斩去之，治不去，必死矣。"明言其瘀血坏死，疼痛难治。继续发展，可形成"间歇性跛行"，且逐渐加重，行走距离越来越短，直至静止不动亦痛。失治误治，进入晚期，破溃难愈合者，甚至有坏死截肢的危险。本病相当于现代医学之"动脉硬化闭塞症"，是全身动脉粥样硬化在下肢的局部表现。据统计，我国 60 岁以上人群，动脉粥样硬化发病率达 79.9%，其病理实质是血管堵塞，管壁变硬而失去弹性，管腔缩小，血流量降低，从而继发血栓形成，产生下肢缺血性病理改变。

本病病因病机明确，经云："膏粱厚味，足生大疗。"明确说明饮食不节、肥甘厚腻是导致本病的主因。《诸病源候论》云："经脉所行，皆起于手足，虚劳则血气衰损，不能温其四肢，故四肢逆冷也。"明示气虚血瘀、循环障碍是本病的主要病机，因此，本病常伴心脑血管病。患者常有下肢酸沉、疼痛、发凉、麻木感或跛行，甚至坏死、截肢。正所谓："脾胃病，百病生。"从积热病演变过程看，当是由于饮食不节，烟酒无度，肥甘厚腻，脾胃俱伤，纳运失司，五脏六腑、四肢百骸皆失其荣养，导致代谢紊乱，痰湿浊瘀、积热火毒等病理产物堆积，内郁外发，致下肢动脉闭塞。

本病病因病机明确，属生活方式病，所以，要注意饮食有节，勿食辛辣，少食肥甘厚味，加强体育锻炼。治疗主要是补气活血，化瘀通络，软化血管，改善循环。

二、辨证论治

痰湿浊瘀、循环障碍

[症状] 下肢酸沉、疼痛、发凉、麻木，间歇性跛行，进行性加重，伴有"三高""四高"、肥胖及心脑血管病。口臭、便秘、黑黏不爽。脉弦滑细，舌质暗红、有瘀斑，舌体胖大，边有齿痕，舌脉瘀阻，重舌赤肿。

[辨证] 痰湿瘀瘀，血瘀循环障碍。

[治法] 消积导滞，化瘀通络。

[方药] 开路方化裁。枳术丸（吞服）20g，山楂30g，槟榔15g，白术30g，茯苓20g，陈皮15g，半夏10g，白头翁30g，蒲公英30g，栀子15g，凌霄花15g，怀牛膝20g，鸡血藤30g，泽兰30g，地龙15g，甘草15g。水煎服。

通脉宁浓缩丸1料。每次6g，每日2次，温开水送服。

[方解] 脉痹者，血路不通也！借扶贫经典之语："要想富，先修路。"故以开路方祛邪通脉。脉痹主因是饮食致邪、成毒，首先消积导滞、通腑泻热排肠毒，祛其邪，邪去则路通，为下步治疗铺平通路，故以枳术丸消积通腑，为之君。山楂、槟榔消积导滞、理气化瘀而助运，为之臣。食伤脾虚或脾虚而复伤，皆邪正双方力量对比的结果，治以扶正祛邪。孰重孰轻，临证决断。邪盛以祛邪为先，邪去则正安；正虚以扶正固本，正盛邪自却。无论食伤脾虚或脾虚而复伤，均以脾虚为本，故以白术、茯

苓、陈皮、半夏健脾和胃以复其功能；食积化热，以白头翁、蒲公英、栀子苦甘寒清热益阴；血因热瘀，以凌霄花、怀牛膝、鸡血藤、泽兰、地龙凉血活血、化瘀通络。取此两组药健脾助运、凉血活血、化瘀通络之功，为之佐。甘草补中益气、调和诸药而解毒，为之使。全方共奏消积导滞、化瘀通络之功。配合"伸展活血法"可治可防，辅助锻炼，提高疗效。下肢凉，加黄芪、桂枝、附子温通血脉。针对病因病机，预防或后期康复可用验方制剂：枳术消积浓缩丸、参芪六君浓缩丸、十全十美汤。

[按语] 动脉硬化闭塞症病因明确，病机复杂多变。饮食伤胃，百病由生，故从积热论治，祛邪扶正，抓主要矛盾，层层剥茧，有序辨治，消积导滞、通腑排毒、活血化瘀、通络止痛，以改善血液循环为终极目标。由于本病多见于老年人，气虚血瘀最多，补气活血，首重脾胃，故补气健脾、和胃理中应贯穿始终。至于祛寒温通等法，辨证施治，当补当泻，果敢而定。坏症截肢是无奈之举。本病可防、可控、可治，预防首重饮食，遵照《饮膳四要》之训，以"伸展活血法"防病于未然。治疗首先以开路方消积导滞、通腑排毒，祛其邪，为补气活血、化瘀通络、软化血管、消肿止痛铺平通路。辅助"伸展活血法"锻炼，可促进血液循环，提高疗效。

附：伸展活血法

歌诀：久坐伏案腰脊累，仰卧伸展巧应对。展椎脊骨正筋柔，促循环气血调和。

方法：仰卧板床，虚领百会，力蹬足跟，双手托天，收腹提肛，一举完成；再伸足背，交替进行，反复八九。

"气血调和，百病不生，筋长一寸，寿添十年。"为什么呢？

气为血帅，帅血而行；血为气母，资气周流。二者相互为用，循环无端，资养周身。气血之所以循环，动脉血以心肌收缩为动力，输布周身；静脉血回心，则以四肢肌肉收缩、挤压为动力，与静脉瓣配合，促血定向回心。人体三分之二的血液在下半身，故肌肉发达的小腿肚称为人体"第二心脏"。通过伸展活血法锻炼，可使筋骨强韧，肌肉强健有力，气血顺畅循环，从而达到骨正筋柔、气血调和、健康长寿之目的。

本锻炼方法简便易行，安全有效，老少皆宜，尤其适合老年卧床者、无法户外锻炼者。

三、典型医案

【验案】血瘀循障脉痹症、补气活血化瘀通

马某，男，68岁，农民，新郑市孟红府村人。2014年3月1日来诊。

主诉：身困如绳捆，腿酸沉如灌铅，下肢肿胀、疼痛、麻凉，间歇性跛行，进行性加重，皮色紫暗易抽筋，久治不愈年余。素有饮食不节，消谷善饥，口臭、便秘。脉沉弦滑数，舌质暗红，舌体胖大有齿痕，苔厚腻，舌脉瘀阻，重舌赤肿。高黏血症。

论析：胃强脾弱而消谷善饥；食而不消，肝胃郁热，便秘，脉沉弦滑数；积热伤气，痰湿浊瘀而舌体胖大有齿痕，舌质暗红，苔厚腻，舌脉瘀阻，重舌；血瘀则身困腿肿、疼痛、麻凉，呈间歇性跛行，且进行性加重。

[辨证]积热伤气，气虚血瘀之脉痹（下肢动脉闭塞症）。

[治法]消积导滞，补气化瘀。

[方药] 补血汤加味。枳术丸（吞服）20g，黄芪30g，生白术 30g，当归15g，鸡血藤30g，木瓜15g，三棱10g，莪术15g，红花10g，茺蔚子20g，连翘20g，蒲公英30g，牡丹皮20g，山楂30g，白头翁30g，甘草10g。10剂，水煎服。

配合"伸展活血法"锻炼。

[方解] 积热于内，取枳术丸免煎、吞服，以消积导滞、通腑泻热、排肠毒，为之君。气虚则血瘀，不可专一破气化瘀。张洁古云："盖化积必借运气，专用克伐，脾虚气愈不运，安得去疾！须辅以健脾补气之药。"故以黄芪、当归、白术、鸡血藤补气养血、活血通络，助运化之力，为之臣。由于血瘀循环障碍，故以三棱、莪术、木瓜、红花、牡丹皮、山楂破气行血，合君臣之力，补气活血、化瘀通络；火盛消谷，故以连翘、蒲公英、白头翁消积热、清胃火。以此九味活血化瘀、消积除热，为之佐。甘草调和诸药，为之使。全方共奏消积清热、补气化瘀之功。配合伸展活血法，充分发挥下肢肌肉挤压之动力，促血回心。

复诊：3月19日。服药后大便黑黏恶臭甚多，轻松舒服，饥饿感大减，身困、腿沉、抽筋消失，余症减轻。脉细舌红、舌脉瘀减轻。热去血活，诸症减轻。继上方再服7剂。将药粉碎为粗粒，每次100g，加水浸泡20分钟，文火煮令小沸8分钟，滤过；再加开水煮12分钟，滤过。两汁合并，分2次早晚温服，以资巩固。7剂可服21日，凸显煮散方便、节省、效优之优势。

[按语] 血瘀而循环障碍，其因多矣。本案为肝胃郁热而元气大伤，气虚则血瘀而循环障碍。重以消积热活血通络，改善血液循环，如此速效，也得益于伸展活血法相助也。

痢 疾

一、证治经验

痢疾，是以发热、腹痛、腹泻、里急后重、脓血便夹黏液为特征的肠道传染病。中医典籍常称为"肠澼""痢疾""赤白痢""血痢""休息痢""疫痢"等。宋《严氏济生方》正式启用"痢疾"之病名。元·朱丹溪曰："时疫作痢，一方一家，上下相染相似。"指出了痢疾具有传染性。故金元时期有"疫痢"之称。现代医学所称"细菌性痢疾"，为传染病。

痢疾病因病机与饮食关系密切。饮食不节、生冷杂投、肥甘厚腻则脾胃俱伤，积滞胃肠，湿热阻中，肉腐气滞，腹痛而泻，痢疾成矣，故有"无积不成痢"之说。或饮食污染、腐败，细菌感染，而成菌痢。邪之伤人，取决于邪正双方力量对比。夏秋季之间，暑湿热盛，脾胃虚弱，元气不足，抗病能力低下，正虚邪盛，感而即病，正所谓"邪之所凑，其气必虚"。所谓"治未病"，就是要提高人体抗病能力，以达"正气存内，邪不可干"之目的。概括其病因病机：饮食不节伤脾胃，湿热蕴蒸，气血凝滞，疫毒来袭，抗病能力低下，邪盛正虚而发病。正如清·林珮琴所云："痢疾症由胃腑湿蒸热壅，致气血凝结，夹糟粕积滞，进入大小肠，倾刮脂液，化脓血下注。"指出痢疾的基本病机为湿热积滞、气血凝结。《医碥·痢》云："不论何脏腑之湿热，皆得入肠胃，以胃为中土，主容受而传之肠也。"正所谓："四旁之疾，必趋中州。"

急性痢疾多实、多热、多湿、毒盛，治宜"通因通用，忌补勿利"，以清热凉血、通腑泻热、解毒祛邪为原则，使邪去痢止，勿闭门留寇。针对湿热积滞、气血凝结之病机，常以"消积导滞、化湿清热、理气活血"为法。有谓"痢疾不利，当归最喜"，调气活血也很重要。慢性痢疾，反复缠绵，久病元气大衰，正不抗邪，虚实夹杂，治宜扶正祛邪为原则。当补则补，当泻则泻，果敢精准。

二、辨证论治

1. 湿热积滞、下痢脓血

［症状］发热、腹痛，腹泻夹脓血，里急后重，湿热肛门灼热，小便短赤，脉弦滑数，舌质红，苔黄腻。

［辨证］湿热积滞，气机阻滞。

［治法］清热解毒，消积导滞。

［方药］葛根芩连汤加味。黄连 12g，黄芩 15g，葛根 20g，蒲公英 30g，白头翁 30g，当归 12g，芍药 15g，焦山楂 30g，木香 10g，槟榔 15g，甘草 10g。水煎服。

［方解］痢多湿热，故以黄连、黄芩苦寒清热燥湿、坚阴止痢，为之君。湿热积滞内郁而腹痛发热，故以葛根、蒲公英、白头翁解肌清肠，表里和则热退痛止，为之臣。积热壅滞，气机不畅则里急后重，以木香、焦山楂、槟榔消积导滞，调气而后重除；当归、芍药化瘀、缓急止痛。取此两组药，令积消、瘀化、气调，则诸症除，为之佐。甘草养胃气，和诸药而解毒，为之使。全方共奏清热解毒、消积导滞之功。若热毒重，加金银花配黄芩，清热解毒力雄；腹胀甚，加枳实、川厚朴下气宽肠。

2. 脾气亏虚、寒湿内蕴

［症状］久痢不愈，里急后重，便前腹痛，便后即止，夹白黏胨，辄因饮冷纳凉、感受外邪、劳累而诱发，身困乏力，面色萎黄，舌质淡，舌体胖、有齿痕，苔白腻，脉沉细。

［辨证］脾胃虚寒，虚实夹杂。

［治法］温中健脾，消积导滞。

［方药］连理汤加味。党参15g，白术30g，炮姜12g，茯苓30g，槟榔12g，山楂20g，当归12g，白芍12g，陈皮12g，厚朴15g，木香6g，甘草10g。水煎服。

［方解］慢性痢疾，中焦虚寒，故以理中汤温中健脾，为之君。虚中夹滞，以槟榔、山楂消积导滞、化瘀止痛，为之臣。久痢气血亏虚，故以当归、白芍养血缓急以止痛；气滞则痛，以木香、厚朴、陈皮行气消胀以止痛。取此两组药理气止痛、养血益阴之功，为之佐。甘草补中益气，调和诸药，为之使。全方共奏温中健脾、消积导滞之功。久痢伤阴，加乌梅以酸敛益阴、涩肠止痢；气虚血瘀，加黄芪合归、芍以补气和血；汗多，加白术、龙骨、牡蛎，以健脾收涩而止汗；寒气凝滞加良附丸；病愈，以粥养胃气，参芪六君浓缩丸巩固善后。

三、典型医案

【验案一】湿热积滞痢疾成、消积导滞热毒清

孟某，男，41岁，农民。2010年7月15日初诊。

主诉： 腹痛腹泻3日，每日8次。伴胃满纳差、发热憎寒、痢下脓血、里急后重、肛门灼热、尿赤。脉弦滑数，舌质红，苔黄腻。

论析：时值暑湿季节，饮食不洁，感染所致，积滞湿热郁于胃肠，故见上症。

［辨证］湿热积滞，气机阻滞。

［治法］清热解毒，消积导滞。

［方药］葛根芩连汤加味。黄连12g，黄芩15g，金银花20g，葛根20g，白头翁30g，当归12g，芍药15g，焦山楂30g，木香10g，枳实15g，槟榔15g，甘草10g。4剂，水煎服。

［方解］急性菌痢，实症较多，常言"无积无痢，无湿不泻"。湿热积滞胃肠，泻痢成矣！故以黄芩、黄连、金银花苦寒燥湿、清热解毒、坚阴止痢，为之君。湿热积郁阳明而腹痛痞满、发热憎寒，以葛根、白头翁、枳实清肠解毒，令表里和而热退痢止，为之臣。积热壅滞，气机不畅，则里急后重，以木香、焦山楂、槟榔消积导滞、化瘀调气而后重除；当归、芍药和营、缓急止痛。取此两组药，令积消、瘀化、气调而诸症除，为之佐。甘草养胃气，和诸药而解毒，为之使。全方共奏清热解毒、消积导滞之功。

复诊：7月19日。服药后热退痛止、痢愈，大便每日1次，无脓血，肛门不下坠，饮食恢复。鉴于其工作、生活不易，且工地遍地草药，教其自采马齿苋、蒲公英、地锦草，熬水喝以巩固疗效。1个月后因感冒来诊，诉其连服四五天草药汤后痢疾全好了，转告几位工友，喝此汤1周，未吃药、花钱，亦都好了。

［按语］本案属湿热积滞之急性痢疾，邪实也，因患者体壮、气盛，故采取通因通用之法，以"消积导滞、通腑泻热、清热解毒"祛邪为主，使邪去痢止。就地取材，用鲜草药治病，有效便捷！

【验案二】慢性痢疾脾肾虚、温补脾肾兼祛邪

王某，男，52岁，农民，郏县人。2014年5月5日初诊。

主诉：痢疾3年，反复发作，大便每日3～4次，夹白黏胨，伴腹痛、里急后重，辄因饮食不当而诱发，身困乏力，面色萎黄，脉沉细。舌质淡，舌体胖、有齿痕，苔白腻。

[辨证]脾胃虚寒，积滞化热。

[治法]温中健脾，消积导滞。

[方药]连理汤加味。黄连12g，党参15g，白术30g，炮姜12g，茯苓30g，陈皮12g，木香6g，炒山楂20g，当归12g，白芍12g，马齿苋30g，甘草10g。生姜3片，大枣3个为引。7剂，水煎服。

[方解]慢性痢疾，中焦虚寒，积滞化热。故以理中汤温中健脾，扶其正，正复则邪自去，为之君。虚中夹滞，以山楂、当归、白芍化瘀导滞、和营缓急以止痛，为之臣。气滞郁久化热，以木香、黄连、陈皮、马齿苋苦寒燥湿、清热治痢，为之佐。甘草补中益气、调和诸药，为之使。全方共奏温中健脾、消积导滞之功。

复诊：5月18日。服3剂后腹痛、腹泻均止，大便每日2次，7剂药服完已好，又照方在当地抓5剂服完，饮食二便正常，今特来复诊，问还用吃药否？诊其脉沉缓，舌淡红，苔薄白，舌体胖大、有齿痕。此邪已去，正未复，可不服药，以粥养胃，注意饮食有节。予参芪六君浓缩丸一料，补气健脾，养血通络，固本防复。

[按语]痢疾正规治疗并不难，失治、误治、久拖，则元气

大伤而慢性化，积邪化热，虚实夹杂，必以扶正祛邪为法，补气健脾以复元气，消积清热祛其邪，正复邪去病自愈。病愈后以粥养复胃气，再以参芪六君浓缩丸巩固善后，此万全之策也。

肠易激综合征

一、证治经验

肠易激综合征，亦称肠道易激惹综合征，是胃肠道最常见和最重要的功能紊乱性疾病。多见于青壮年，男少于女，50岁后首次发病者极少。主要临床表现是腹痛，排便习惯、粪便性状的改变。几乎所有患者都有不同程度的腹痛，以下腹和左下腹多见，便后缓解；腹泻便溏，或为成形软便、稀水样便，每日3～5次，甚时可达十数次，多带有黏液，但绝无脓血，部分患者腹泻与便秘交替发生。多伴有肠鸣、腹胀，排便窘迫不爽；或可有失眠、焦虑、抑郁、头昏、头痛等精神症状。本病属中医腹痛、泄泻、郁证、痞证范畴，根据临床特点可分为腹泻型、便秘型、腹泻便秘交替型。

本病病因尚不明确，找不到任何解剖学的原因。情绪、饮食、药物因素均可促发或加重这种高张力的胃肠道运动。肠道无器质性病变，但对刺激和生理反应过度则可立即出现反常现象，故以往称之为"结肠功能紊乱、结肠痉挛、结肠过敏、痉挛性结肠炎、黏液性结肠炎"等。由于肠道功能紊乱不局限于结肠，所以统称肠易激综合征。随着生活节奏加快、饮食结构的改变，精神压力过重、感染因素所致的肠易激综合征发病率有上升趋势。

心理应激对胃肠运动有明显影响，焦虑、抑郁、食物的不耐受性及肠道感染初愈而诱发或症状加重者，为临床所常见。所以，肠易激综合征是多种因素综合所致肠道功能紊乱的结果。其病机可概括为肝郁脾虚，健运失司；脾肾阳虚，气机不畅，传导失职。根据临床表现，本病虽病在大肠，但却与肝、肾、脾、胃等脏腑功能失调有关。饮食不节、暴饮暴食、饥饱劳困、寒温失宜、元气大伤、健运失司、焦虑、恐惧、抑郁、心理因素，皆可影响脏腑功能而发生本病。

中医辨证论治、心理疗法有较好效果。以补益心脾、扶正祛邪为原则，予以心理调适、健脾和胃、化湿理中等法，以达到恢复脾胃功能为目的。盖心藏神、主血脉，脾藏意、主思维，为元气之府、气血之源，故补气生血、健脾和胃以充化源，扶正之本，提高免疫力，是治疗本病的关键。医患关系的好坏直接影响本病的诊治效果。因为患者久病难愈，多有心理障碍，医师必须耐心倾听患者诉说，获得其信任感，建立和谐的沟通关系，才能有效获取准确的病史、现症状、治疗史、家族史、药物和饮食史等临床资料，并知道患者的总体情绪状态，从而向患者做出令人信服的解释，解除其顾虑，树立其治疗疾病的信心，对于诊治非常重要。

二、辨证论治

1.肝郁脾虚、湿浊阻中

［症状］食之初或结束时突发腹痛泄泻，饱胀嗳气，食多泻多，困倦多汗，烦怒太息，脉沉细弦，舌淡苔腻，舌体胖大，边有齿痕。

［辨证］肝郁脾虚，湿浊阻中。

［治法］疏肝健脾，芳化渗湿。

［方药］痛泻要方加味。柴胡 15g，枳壳 15g，炒白芍 20g，炒白术 30g，茯苓 20g，太子参 15g，藿梗 20g，紫苏梗 20g，广木香 10g，防风 10g，陈皮 15g，甘草 10g。水煎服。

［方解］肝喜条达，柴胡疏肝解郁，枳壳行气除胀，取二者疏肝调气之功，为之君。肝性急，急食甘以缓之，以芍药甘草汤酸甘化阴，缓急止痛，为之臣。土虚则木乘，故以太子参、炒白术、茯苓健脾，以防其传变；湿郁碍脾，以藿梗、紫苏梗芳化和中，尤善理胃肠之气滞；木香、陈皮理气和胃；防风散肝疏脾。取此八味健脾化湿、散肝理气之功，为之佐。全方共奏疏肝健脾、化湿止泻之功。久泻中虚、清阳不升者，加升麻、粉葛根；肝胃郁热、吐吞酸者，加吴萸连疏肝之郁，清胃之热；中焦虚寒者，加干姜；脾虚湿阻，用六和正气浓缩丸。

2. 脾肾阳虚、寒湿困脾

［症状］形寒肢冷，腹胀纳呆，腹痛便溏，泻后痛缓，每日3～4次，多因饮冷纳凉诱发或加重，或五更泻，脉沉细，舌淡苔白，舌体胖大，边有齿痕。

［辨证］脾肾阳虚，寒湿困脾。

［治法］温补脾肾，厚肠止泻。

［方药］四神丸加味。党参 15g，炒白术 30g，煨肉豆蔻 15g，补骨脂 15g，诃子 10g，炒白芍 15g，干姜 10g，木香 10g，广砂仁 6g，炙甘草 10g。水煎服。

［方解］脾主运化，虚则不运，寒湿由生，党参、白术补气健脾，为之君。肾主二便，虚寒不能固纳，补骨脂，辛苦大温，益命门真火，以温运脾阳，为脾肾阳虚泄泻之要药；干姜，辛热

入脾、胃、肾经，回阳温中。取二者温补脾肾之功，为之臣。肉豆蔻、诃子辛温，入脾、胃、大肠经，收敛固涩、止泻；芍药甘草汤缓急止痛；木香、砂仁理气止痛、醒脾开胃。取此几味醒脾止泻、理气止痛之功，为之佐。全方共奏温补脾肾、厚肠止泻之功。

3. 积热胃肠、泻如败卵

[症状] 消谷善饥，便溏恶臭，腹痛腹泻，食入即便，伴有口干口臭、身困乏力。脉弦滑数，舌红苔腻，舌体胖大有齿痕。

[辨证] 肝胃郁热，脾虚湿阻。

[治法] 消积导滞，健脾化湿。

[方药] 六和正气丸化裁。藿香30g，苏梗30g，苍术、白术各20g，茯苓20g，山药30g，白扁豆20g，焦山楂、焦神曲、焦麦芽（焦三仙）各15g，连翘20g，蒲公英30g，吴萸连12g，川厚朴15g，甘草10g。10剂，水煎服。

[方解] 饮食不节，积热胃肠，元气大伤，纳运失司，腹泻成矣。无湿不作泻，湿浊阻中，故以藿梗、苏梗辛温芳香，辛散表邪，芳化里湿，善治脾虚湿浊阻中之证，取其梗者以其善理胃肠之气滞，为之君。苍术、白术化湿健脾，合君药使芳化健脾力倍，为之臣。邪由脾虚生，茯苓、山药、厚朴、白扁豆健脾化湿；积滞化热，以焦三仙、连翘、蒲公英消积清热，邪去正复而脾健；吴萸连苦辛通降，疏肝之郁，清胃之热。取此三组药健脾和胃，为之佐。甘草调和诸药，为之使。全方共奏健脾化湿、消积清热、祛邪扶正之功。

三、典型医案

【验案一】脾虚湿阻久泄泻、芳化健脾增免疫

张某，男，43岁，北京某公安分局干部。2012年11月21日来诊。

主诉：腹泻8年，慕名而来。因职业缘故，饮食不节，过食肥甘，夜餐饱食，吃饭快且多，消谷善饥，此劳累过度所致。经多方治疗，时轻时重。现仍口干、口黏、口臭，消谷善饥，肠鸣，腹痛即泻，泻后痛止，每日10多次，饮食不当即水泻如注。脉细弦，舌质淡红，苔白厚腻，舌体胖大、有齿痕，舌脉瘀阻，重舌。2004年肠镜检查示：溃疡性结肠炎（全结肠充血、水肿、多处溃疡）。

论析：有结肠炎病史，经治疗好转。久泻损正，脾失健运，免疫力低下，胃肠功能紊乱。气虚血瘀，舌脉瘀阻；积热胃肠，而见口臭、贪吃而泻多；无湿不作泻，脾失健运，湿由内生，而见口黏、舌质淡、苔厚腻、舌体胖且有齿痕、肠鸣、腹痛、腹泻等。

［辨证］脾虚湿阻，气虚血瘀。

［治法］健脾化湿，补气活血。

［方药］六和正气丸化裁。藿梗30g，苏梗30g，苍术、白术各20g，茯苓20g，山药30g，白扁豆20g，焦山楂、焦神曲、焦麦芽（焦三仙）各15g，吴茱连12g，川厚朴15g，甘草10g。10剂，水煎服。

六和正气丸3袋，每次6g，每日2次，饭前白开水送服。

结肠舒浓缩丸2袋，每次6g，每日2次，饭前白开水送服。

[方解]脾为湿土，喜燥恶湿。脾虚湿阻，更碍脾运，当芳化健脾。藿梗辛而微温，其气芳香，辛能散表邪，芳香化里湿，善治脾虚湿浊阻中之证；苏梗理气宽中。二药皆取其梗者，善理胃肠之气滞而芳香化湿、理气和中，为之君。苍术、白术化湿健脾，合君药芳化健脾力倍，为之臣。茯苓、山药、厚朴、白扁豆健脾化湿；焦三仙健脾消积；吴萸连苦辛通降，疏肝之郁，清胃之热，共为之佐。甘草调和诸药，为之使。全方重在健脾化湿，祛邪以扶正；合结肠舒浓缩丸共奏补气健脾、活血化瘀之功以善其后。

复诊：2013年2月6日。患者电话告知，回北京后，先服汤剂及六和正气丸，病情好转，肠鸣、腹痛轻，大便次数减少，接服结肠舒浓缩丸至今，便溏每日2次，无腹痛，饮食正常，吃饭慢了亦少了，口臭消失。请求寄六和正气丸6袋、结肠舒浓缩丸2袋，以巩固疗效。

三诊：6月6日。来电话告知，以上两种药丸服后，饮食、二便正常，停药1个多月了，尚好。建议其停药食养，规律生活。

[按语]本案久泻损正，元气大虚，脾失健运，湿由内生，更碍脾运，加之饮食不节，劳累过度，积热内郁，恶性循环。邪不去，正难复，故先芳化湿浊祛其邪，补气健脾，固本扶其正。继以补气健脾、活血化瘀、调和气血，以增强抗病能力，固其本，以防复矣！

【验案二】久泻脾虚夹积热、健脾消积兼化瘀

钟某，男，43岁，江西省赣州南康市林业局干部。2013年5

月21日来诊。

主诉：腹泻10年，多方求治不愈，慕名来郑州。腹泻，肛门灼热，大便黑黏不爽，每日3～4次，每因食冷纳凉、辛辣刺激食物而泻甚，便前肠鸣腹痛，便后缓解，食欲好，多食则胃胀、口臭、困乏、汗多、怕冷，脉沉数有力，舌质红，苔薄白腻，舌体胖、有齿痕，舌脉瘀阻，重舌。

论析：久泻伤脾，健运失司，积热胃肠，故见腹泻，肛门灼热，大便黑黏不爽，便前肠鸣腹痛、便后缓解；积热胃肠，故见食欲亢进、胃胀、口臭、脉沉数、舌质红；脾虚湿阻则苔白腻、舌体胖且有齿痕、困乏、汗多；气虚则舌脉瘀。

［辨证］脾虚湿阻，积热血瘀。

［治法］健脾化湿，消积导滞。

［方药］六和正气丸化裁。藿香20g，苏梗20g，生白术30g，枳实15g，茯苓20g，吴萸连15g，焦山楂、焦神曲、焦麦芽（焦三仙）各15g，白扁豆20g，葛根20g，白头翁30g，马齿苋30g，甘草10g。10剂，水煎服。

［方解］脾虚湿阻，当健脾化湿，生白术、枳实健脾宽肠、消补兼施，为之君。藿香、苏梗芳香化湿，为之臣。茯苓、白扁豆甘淡渗湿而健脾；吴萸连疏肝之郁，清胃之热而制酸；焦三仙消积导滞化瘀而畅中；胃肠积热，以白头翁、马齿苋、葛根清热止泻，升脾之清阳。取诸药升清健脾、消积清热之功，为之佐。甘草味甘，调和诸药，为之使。全方共奏健脾化湿、消积导滞之功。

枳术消积浓缩丸2袋，每次6g，每日2次，温开水送服。

六和正气浓缩丸2袋，每次6g，每日2次，温开水送服。

复诊：6月22日。诉回去药服完，泻黑黏臭大便甚多，诸症均减，又在当地照原方服 5 剂后，大便成形、不黑黏了，每日 1～2 次，爽利，肛门灼热、腹痛、虚汗消失，饮食正常。脉沉细，舌淡，苔白根腻，齿痕少，舌脉瘀。邪热去，正未复，治宜补气健脾、活血化瘀，以固本防复。

调方：黄芪 30g，党参 20g，白术 30g，茯苓 20g，白扁豆 20g，当归 12g，吴黄连 12g，藿梗 20g，苏梗 20g，马齿苋 30g，鸡血藤 30g，甘草 10g。10 剂。

[按语] 久泻脾虚，健运失司，积滞化热，虚实夹杂，故当消积兼化瘀，健脾以扶正，使邪去正复，匡正脾胃健运功能，自然脾健而泻止。积术消积浓缩丸消积导滞，善清积热，先除邪热；六和正气浓缩丸擅芳化健脾，和中正气，匡正脾胃，常用于外感内伤、脾虚腹泻、肠易激综合征等，效果显著。

结肠炎

一、证治经验

慢性非特异性溃疡性结肠炎是临床常见多发、缠绵反复、久治难愈的疑难病症，主要临床表现为慢性腹泻、腹痛、黏液血便，或里急后重，伴有面黄肌瘦、困倦乏力、消化不良，脉沉细无力或弦细，舌质暗淡，苔白腻，舌体胖大，边有齿痕，舌脉瘀阻等。为饮冷、纳凉、情绪紧张、劳累等因素所诱发、加重，属中医学"肠澼、泄泻、痢疾、休息痢"范畴。概因脾胃虚弱、命门火衰、脾肾阳虚、气虚血瘀、情志失调所致。近十多年来发现，本病与饮食劳倦相关，积热尤为重要因素。遵李杲脾胃学说及张锡纯久泻气虚血瘀的理论，笔者力主消积导滞、健脾益气、活血化瘀、扶正祛邪之法，治疗结肠炎既能显著提高疗效，又可固本防复。

现代医学认为本病与免疫、遗传、感染等因素有关，多由急性感染性腹泻或痢疾失治、误治、治疗不彻底，迁延而来。病变多在结肠黏膜及黏膜下层，以充血、水肿、糜烂、溃疡、息肉等为主要病理变化，可累及全结肠，呈连续性分布，尤以侵犯结肠远端及直肠为多。其病理改变的实质是微循环障碍，与中医学的"气虚血瘀病机"相吻合。国内学者江学良等认为，慢性溃疡性结肠炎各证型均存在不同程度的血小板活化状态，结肠炎的发生主要是生物力学因素损伤直肠黏膜和黏膜下组织，瘀血凝阻其中，产生并释放内源性无菌性化学递质参与炎症反应，致使结直肠黏膜及黏膜下组织出现慢性无菌性炎症和溃疡。这些研究都证实了"血瘀"因素在慢性结肠炎发病过程中的重要机制，亦为益气健脾、活血化瘀治法提供了理论依据。

在长期理论探索及临床实践中形成两个基本观点：其一，整体观。结肠炎病位虽在大肠，但与胃相关，无论胃病及肠，还是肠病及胃，先后而已，关键是脾胃虚弱，正虚邪侵。《灵枢》云："手阳明大肠、手太阳小肠，皆属足阳明胃。"胃主受纳，脾主运化，肠主传化，三者和谐与共，完成食物的纳运、消化、吸收、输布、排泄过程。胃虚则五脏、六腑、四肢百骸、十二经、十五络皆不得营运之气，而百病生焉。故脾胃是为气血生化之源，后天之本。若脾胃纳运失司，则小肠无以分清别浊，精微无以输布，大肠传导失司，水反为湿，谷反为滞，清浊不分，合污而下，是为泄泻。正所谓"无湿不作泻，无积（滞）不作利"。故泻利之作，关键在脾，虚则失运，湿由内生，积滞于中，泻利乃成。因此，治疗重在调理脾胃，脾健则升，胃和则降，清升浊降，水精四布，五经并行，则泄泻止矣。余据此创"六和正气浓缩丸"，健脾化湿，和中正气，以止泻利。其二，气血论。气为血之帅，帅血而行；血为气之母，载气循环。二者相互为用，相辅相成，周而复始，营运周身。盖脾胃乃元气之府，久泻元气大伤，气虚则血瘀。"气虚血瘀"是慢性结肠炎的重要病机，故补气健脾、活血化瘀是治疗慢性结肠炎的重要法则，余据此创"结肠舒浓缩丸"，补气健脾，活血化瘀，扶正祛邪。

此外，食疗食养对久泻治疗、康复极有帮助。结肠炎，凡脾肾俱虚，久泻滑脱，食物穿肠过者，配服张锡纯"山药鸡子黄粥"以健脾补肾，益阴止泻，加强营养，收效甚好。据气虚血瘀的病机，又加三七粉、芡实、红糖、山楂等，制成颗粒剂，仍用原名，可提高疗效，食用更方便。另据《本草纲目》所载，李时珍壮年曾患泻利两月，瘦怯尤甚，用消食化气药俱不效，一僧授荞麦粥，服之而愈，转用皆效。受此启发，遍查本草，皆曰：荞麦有降气宽肠、消积去秽、练肠胃滓滞之功。联想家叔赵桂梧先生所传专治积滞胃痛、腹泻、产后利的"胃蒸丸"，疗效确切，亦是以荞麦面作辅料，足见其功不悖。因而创"三七荞麦粥"，以消积去秽、活血止血、清热止泻，用于治疗结肠炎，屡用皆效。所以，"山药鸡子黄粥""三七荞麦粥"可作为结肠炎常用食疗佳品。

二、辨证论治

1.脾虚湿阻

[症状] 腹痛，腹胀，黏液血便，每日数行，每遇食冷纳

凉、油腻食物即加重，纳呆食少，多则胀甚，伴面黄肌瘦、体倦神疲，脉沉缓无力，舌质淡，苔白腻，舌体胖大，边有齿痕，舌脉瘀。

［辨证］脾失健运，湿浊阻中。

［治法］健脾化湿，和中正气。

［方药］六和正气丸化裁为汤剂。炒白术 20g，苍术 15g，茯苓 30g，厚朴 15g，藿香 20g，苏梗 20g，陈皮 15g，半夏 15g，薏苡仁 30g，白芷 15g，佩兰 20g，败酱草 20g，生姜、大枣为引。水煎服。

［方解］《医宗必读》云："泻皆成于土湿，湿皆本于脾虚。"脾虚不运，湿由内生，泄泻乃成。白术味甘苦，性温，健脾除湿，益气补中；苍术辛苦，温性燥，善除湿运脾。二者相须配对，健脾燥湿之力倍增，故为之君。湿浊阻中，痞满腹胀，厚朴苦辛性温，行气化湿；藿香、佩兰芳香化湿，理气畅中，升清降浊；白芷辛香发散，芳香化浊。取四者助君药化湿健脾之功，为之臣。脾为湿土，喜燥恶湿，取二陈、薏苡仁利湿健脾；败酱草化瘀利水，解毒消痈；苏梗善理胃肠之气滞。取此五者化湿健脾、理气化瘀之功，为之佐。生姜、大枣辛甘发散，和中益胃，引诸药入胃肠，为之使。全方共奏健脾化湿、和中正气之功，以匡正脾胃之功也。之所以化为汤剂者，汤者，力大功专，如汤沃雪之速，灵活方便。

热者加蒲公英、马齿苋、茵陈等药食兼用之品，以清热利湿解毒，又无苦寒碍胃之弊；里急后重加槟榔、枳实，行气宽肠，调气则后重除；湿盛者，加防风、羌活等少许风药，辛散宣达，风可胜湿，湿去则阳气升腾，祛邪除湿尤捷。正如李杲云："寒湿之胜，助风以平之……下者举之，得阳气升腾而去矣。"气虚甚者加党参、黄芪益气补中，健脾固本。

慢病微药，徐徐生效，汤剂麻烦，成药局限，唯辨证论治，对症下药，小料制剂，因证制宜，犹"量身定做、合身得体"之准。故在汤剂调整前提下，以专病验方加减制剂，最为便捷，故辅以六和正气浓缩丸、结肠舒浓缩丸。

2. 气虚血瘀

[症状] 腹胀腹痛，面色灰暗，口唇发绀，神疲乏力，泄泻每日 4～5 次，黏液血便，里急后重，脉弦涩，舌质紫暗，有瘀斑，舌脉瘀阻。

[辨证] 脾虚不运，气虚血瘀。

[治法] 益气健脾，活血化瘀。

[方药] 当归补血汤加味。黄芪 30g，当归 12g，党参 20g，白术 20g，茯苓 20g，白扁豆 20g，赤芍 15g，三七粉 6g，三棱 10g，莪术 10g，炙甘草 10g。水煎服。

[方解] 脾胃者，水谷之海，后天之本，气血之源。《景岳全书》云："凡人之气血，犹源泉也，盛则流畅，少则壅滞，故气血不虚不滞，虚则无不滞者。"又如王清任云："久病必由瘀，邪毒壅滞于肠或肝郁克脾，血液瘀滞于肠络，或脾胃气虚，运行血液无力，气血阻滞肠络，失和而血败肉腐成脓。"故治疗时应从脾虚和血瘀为切入点，标本兼治，补气健脾、活血化瘀。黄芪甘温，归脾、肺经，为补气要药，补脾益气，升阳举陷，健脾止泻，兼有托毒生肌之效，对肠道溃疡颇有良效，故为之君。脾胃乃元气之府，气虚责之于脾，补气必当健脾。党参甘平，大补元气，益气生津养血；白术甘苦温，长于健脾补气。参、术相须

配对，补气健脾之力倍增，为之臣。气既虚，血必瘀，遵《黄帝内经》唯以气血流通为贵之旨，以当归补血汤补气生血、活血流通；三七活血止血，《本草求真》赞其止痛之功曰："世人仅知功能止血住痛，殊不知痛因血瘀而痛作，血因敷散而血止。三七味苦，能于血分化其血瘀，故瘀消则痛消血止。"三棱、莪术、赤芍，既善破血调气，又可消瘀，假补气血之力，而倍活血行血之功；白扁豆味甘，性微温，气香，入脾经，和中化湿，补脾止泻。取此七者行气化瘀、通络导滞之功，为之佐。甘草调和诸药，为之使。全方共奏补气健脾、活血化瘀之功。此为常法。若气滞者，加木香、枳壳以行气化瘀导滞；血瘀有热者，加牡丹皮、马齿苋凉血散血止血；食滞者，加山楂消食化积；血瘀甚者，加乳香、没药，张锡纯云："乳香、没药不但流通经络之气血，诸凡脏腑中有气血凝滞，二药皆能流通之。"同时可配伍专病验方制剂结肠舒浓缩丸。

3. 脾肾阳虚

［症状］黎明腹痛即泻，泻后痛减，大便稀溏，夹有黏液、脓胨，伴神疲乏力、腰膝酸软、畏寒肢冷、小便清长。脉沉细无力，舌质淡，苔白腻，体胖大，边有齿痕，舌脉瘀阻。

［辨证］脾肾阳虚，命门火衰。

［治法］益气健脾，温中补肾。

［方药］四君子汤合四神丸加减。黄芪 15g，党参 30g，白术 20g，煨肉豆蔻 12g，补骨脂 12g，淫羊藿 15g，吴萸连 10g，五味子 10g，赤石脂 10g，禹余粮 6g，炙甘草 10g，大枣 3 枚。

［方解］泄泻日久，脾肾阳虚，土失温煦，运化失司，寒湿内停。如《景岳全书》云："肾为胃之关，开窍于二阴，所以二便

之开闭皆肾脏之所主，今肾中阳气不足，则命门火衰……阴气极盛之时，即令人洞泻不止也。"治宜益气健脾，温肾固涩。黄芪甘温，补三焦，益元气，升阳止泻，为之君。白术，味苦甘辛，功善健脾和胃，《本草汇言》云："脾虚不健，术能补之，胃虚不纳，术能助之。"党参补元气，益胃阴，二者共助君药补气健脾以固其本，为之臣。久泻由脾及肾，命门火衰，火不生土，故当健脾温肾。煨肉豆蔻辛温，入脾、胃、大肠经，收敛固涩，温中行气；补骨脂，辛苦，性温，入肾补肾命，暖丹田，通仓廪，行水谷；淫羊藿，味辛，资少火，益阳气；吴萸连，辛苦大热之性，以疏肝温中、暖腹厚肠而止泻；赤石脂、禹余粮，合乃禹余粮丸，以敛涩固脱而止泄泻；五味子酸甘气温，敛肠止泻。取此八者敛涩固泻、补火生土之功，为之佐。炙甘草、大枣资脾补中，调和诸药，为之使。全方共奏补气健脾、温肾止泻之功。配外用"温脐贴"（吴茱萸、丁香、砂仁、肉桂），贴神阙穴，24小时更换，连用1周。

4.气阴双虚

［症状］疲乏无力，咽干口燥，五心烦热，腹胀不适，腹泻便秘交替，夹有脓血黏液。脉沉细弱，舌质暗红，花剥苔。

［辨证］气阴双虚，纳运失常。

［治法］益气养阴，健脾和胃。

［方药］自拟方。辽沙参15g，麦冬15g，当归15g，乌梅15g，白芍15g，当归15g，玉竹15g，石斛15g，蒲公英30g，马齿苋30g，竹茹15g，太子参15g，黄芪30g，陈皮15g，甘草15g。水煎服。

［方解］久泻损正，气阴双虚，脾胃虚弱，纳运失司，盖孤

阳不生，独阴不长，故当益气生津，滋阴养血。辽沙参甘寒，入肺、胃经，甘寒最能清热养阴，益胃生津；麦冬甘、微苦，微寒，入肺、胃、心经，甘寒多汁，功擅清热生津养阴。二药相须配对，肺胃同治，仿一贯煎之意，培土生金抑木，养阴生津润燥之力倍增，故为之君。玉竹甘、微寒，养阴润燥，益脾生津；石斛甘、微寒，善清热生津，又能益胃气。二者相须配对，养阴益胃，生津止渴力彰；酸能生津，甘能益胃，芍药、乌梅皆味酸，与甘草合，甘酸化阴生津之力倍增。故此五者，助君药养肺胃之阴，故为之臣。燥热化火，取竹茹、蒲公英、马齿苋甘寒微苦之性，以清热解毒、益胃保津，且无苦寒败胃之弊；用大队甘苦寒凉之品，不免有寒凉伤中之嫌，故取太子参、黄芪、陈皮甘温益气、健脾和胃之功，反佐之。甘草调和诸药，为之使。全方共奏益气养阴、健脾和胃之功。

三、典型医案

【验案一】久泻错杂结肠炎、祛邪扶正康而健

王某，女，30岁，郑州市紫荆山路紫东苑。2009年11月20日初诊。

主诉： 腹痛腹泻9年，加重月余。黏液血便，每日7～8次，便前腹胀痛、下坠，便后痛缓，面色萎黄，倦怠乏力，嗜食肥甘厚腻，能食且快、多，口臭，泛酸，嗳气，月经量少。脉沉细，舌质红，苔薄白，体胖大，边有齿痕，舌脉瘀阻，重舌。2009年3月19日肠镜示：全结肠多发溃疡。

论析： 饮食不节，积热胃肠，湿热蕴结，气血壅滞，脉络损伤，故腹痛、腹泻、便血；久泻伤阴耗气，故见脉细、舌质红；

积滞化热而食多、口臭、泛酸、重舌；脾虚化源不足，故面色萎黄、倦怠嗜卧、舌体胖大有齿痕；气虚则血瘀，故见舌脉瘀阻。

［辨证］湿热蕴结，气虚血瘀。

［治法］益气健脾，清热止血。

［方药］结肠舒加减。黄芪 30g，当归 10g，白术 30g，云苓 20g，薏苡仁 30g，败酱草 30g，蒲公英 30g，马齿苋 30g，白头翁 30g，三七粉 10g，血余炭 20g，黑地榆 30g，炙甘草 10g。6 剂，水煎服。

用法：凉水淘洗，浸泡 1 小时，煎煮 30 分钟，滤过另存，再加开水煎煮 40 分钟滤过，两汁合并，分 3 次空腹温服。

［方解］脾主运化、统血。脾虚失运，湿由内生，郁而化热，蕴结肠腑而致本证，故以益气健脾为先。黄芪甘温，归脾、肺经，健脾补中，升阳举陷，托毒生肌；白术甘苦，性温，归脾、胃经，健脾燥湿，治脾湿泄泻。二者相合，益气健脾，补气助运，为之君。当归甘、温、质润，长于补血，与黄芪巧为补血汤，补气生血，扶正托毒，生肌敛疮；茯苓、薏苡仁健脾渗湿，利水消肿。三者共助君药益气生血、利湿止泻，为之臣。湿热蕴肠，灼肌伤络，取败酱草、蒲公英、马齿苋、白头翁清热解毒，祛瘀消痈；三七化瘀止血，生新而不伤正，止血而不留瘀；血余炭、黑地榆凉血止血，解毒收敛。取此几味清热解毒、凉血止血之功，为之佐。炙甘草补中益气，调和诸药，为之使。全方共奏益气健脾、清热解毒、凉血止血之功。

复诊：12 月 1 日。服药后，腹胀消，便前腹痛轻，大便爽利、无血，仍有黏液，每日 2～3 次，便后舒服，不下坠，脉细，舌淡、苔薄白、边有齿痕、舌脉瘀。脉证相合，效不更方，再进 7 剂。

三诊：12 月 8 日。因吃肉食饺子，大便带血、量多、有黏液，每日 7～8 次，腹胀痛，便后痛减、舒服，脉细，舌质淡、苔白，边有齿痕，舌脉瘀，重舌。此食复也，上方加炒山楂 30g，炒槐花 20g，5 剂。

四诊：12 月 14 日。大便带血明显减少，每日 2 次，腹痛轻，脉细，舌质淡红，边有齿痕，苔薄白，重舌。其间多次因饮食不节、劳累而反复，嘱其注意饮食起居。首方加薏苡仁 30g，吴茱连 10g，续服 20 剂。

结肠舒浓缩丸 2 袋，每次 6g，每日 3 次。

田七山药鸡子黄粥 300g，每次 50g，空腹食之，每日 2 次。

五诊：2010 年 6 月 1 日。患者依上法综合加减治疗 5 个月余，大便成形，无黏液，无腹痛，每日 1～2 次，体重增加 2.5kg，面色红润光泽，精神好，能带孩子野外游玩，已怀孕。脉沉缓有力，舌质淡红，苔薄白，舌脉瘀轻，重舌消失。嘱停服一切药物，注意饮食起居。

[按语]《素问·太阴阳明论》云："食饮不节，起居不时者，阴受之。阴受之则入五脏，入五脏则满闭塞，下为飧泄，久为肠澼。"本案患者素来饮食不节，嗜食肥甘厚腻，积热蕴蒸，灼伤脉络致结肠溃疡。久泻耗气伤阴，反复发作，气血双亏。辨证属脾肾俱虚、元气大伤、气虚血瘀、积热间夹之疑难杂证，无自我修复能力，成为缠绵难愈的顽症。治疗须辨证、分步、有序综合进行，不求速效，但求缓功。以粥养胃气，食疗食养为先，待胃气来复，才能食消药布，并益气健脾、止血化瘀，先汤剂、后丸剂循序治疗，以期正复邪去，固本防复。气充血足，经调有孕，

是为明证矣。

【验案二】痛泻脓血溃结肠、化瘀止血兼食疗

陈某，男，35 岁，洛阳市人。2007 年 3 月 5 日来诊。

主诉：腹泻半年余。长期饮食不节，嗜食肥甘厚味，烟酒无度，于半年前开始胃痛、腹痛、腹泻，日重一日，吃得多，泻亦多。现在每日 15 次，脓血黏液便，里急后重，腹痛肠鸣即便，便后痛缓。消瘦（体重仅 50kg，已较前降 10kg）、乏力，脉象弦细无力，左脉尤甚，舌质光红无苔，舌体胖大有齿痕，舌脉瘀阻、重舌。2006 年 10 月 11 日在洛阳某医院行肠镜检查：距肛门 3 ～ 20cm 直肠 – 乙状结肠见多发溃疡灶，范围 0.3 ～ 0.5cm，并有多发息肉 0.5 ～ 1cm，镜下切除。降结肠血管纹理呈树枝状，清晰可见。

诊断：①直肠多发息肉（已切除）；②非特异性溃疡性结肠炎（活动期）。

论析：饮食不节，肥甘厚味，食而不化，积热胃肠，纳运失司，吃多泻亦多；积热火毒，腐肉灼肌，故见腹痛、肠鸣及便脓血；气血瘀滞，循环障碍，舌脉瘀阻；久泻气阴津血俱伤，则脉细、舌质光红无苔、少气乏力。

[辨证] 脾虚失运，气虚血瘀。

[治法] 疏肝健脾，化瘀止血。

[方药] 自拟方。白术 30g，柴胡 10g，太子参 20g，茯苓 30g，生山药 30g，枳壳 10g，蒲公英 30g，马齿苋 30g，吴莫连 12g，三七粉（冲服）10g，血余炭 10g，乌梅 15g，甘草 10g。20 剂，水煎 2 次，滤过合并，分 3 ～ 5 次少量频服，恐脾虚药多致

泻，与山药鸡子黄粥者，食疗养胃益脾固其本。

[方解] 土虚则木乘，故首当实脾、补气健脾。脾为湿土之脏，喜燥而恶湿。白术甘苦温，专入脾、胃二经，甘温能益脾胃之阳而补气，苦温能燥脾胃之寒湿而健脾，正为脾所喜，为补脾益气之要药，实脾则肝不乘，为之君。脾为元气之府，欲补中健脾，以太子参味甘、微苦，气温，入脾、肺经，功专益气补脾而治气血不足、倦怠乏力；茯苓甘淡，性平，甘能补，淡能渗，渗湿健脾为之功；山药甘平，入脾、肺、肾三经，补上、中、下三焦，不寒不燥不腻胃，为平补三焦之要药；肝喜条达疏泄，柴胡性升散而疏泄，正为肝喜，取其疏肝解郁之功，又藉升清阳行脾胃之气而助健脾益胃之用。故取此四味，疏中有补，助君药健脾益气之力倍增，达疏肝健脾益气之目的，为之臣。九补须有一泄，取枳壳行气宽中之功，合白术巧为"枳术丸"，消补兼备，补无壅塞之虑；积热胃肠，灼肉动血，需清热凉血、散血止血；蒲公英、马齿苋甘酸苦寒，入肝、胃、大肠、心经，清热解毒、消痈止痢疗疮；吴萸连为左金丸变方，寒热对等并用，辛苦温之性，既能散中土之寒凝，清热止痢厚肠，又无苦寒败胃之弊，还能疏肝解郁、温下元；三七粉味甘、微苦，性温，入肝、胃二经，功能止血化瘀、消肿定痛，主治内外出血，消痈肿疮疡；血余炭苦温，入肝、胃经，止血散瘀，擅治吐衄血痢；乌梅酸温，入肝、脾、肺、大肠经，涩肠止泻。取此七者清热益阴、止血散瘀、涩肠止泻之功，为之佐。甘草味甘性平，调和诸药，为之使。全方共奏疏肝健脾、清热涩肠、化瘀止血之功。

复诊：4月5日。服上方20剂，大便次数由每日15次减为

8 次，下坠、腹痛轻，仍有脓血黏液便，脉象沉细，舌质红，薄白苔，有齿痕，舌脉瘀。药对病机，症有所减，继以上方加焦扁豆 20g，取其甘、微温而香，和中化湿、补脾止泻之功。15 剂。

结肠舒浓缩丸 1 料，每次 6g，每日 2 次，早晚食前，温开水送服。

胃康胶囊 6 瓶，每次 4 粒，每日 3 次，餐后 1 ～ 2 小时服。

山药鸡子黄粥 1 袋，每日 2 次，空腹吃。

综合为治，协同取效，是针对复杂、疑难、慢性病症的有效措施，也是中医治疗的优势。

三诊：4 月 22 日。腹痛大减，仍有脓血黏液便，每日 5 ～ 6 次，下坠减轻。脉沉细无力，舌质淡红，舌体胖大、有齿痕，舌脉瘀。证属脾气不足，肠中余热未尽。继以上方加黄芪 30g，白头翁 20g，败酱草 30g，槟榔 10g，焦山楂 20g。15 剂。

四诊：5 月 13 日。症状明显减轻，精神好，有力气，两腿无酸软。大便每日 5 次，黏液少，无脓血，下坠亦轻。脉细，舌质淡红，舌体胖大、齿痕减轻，舌脉瘀减轻。证属脾气有复，邪气已减，余热未尽，拟补气健脾、活血止血兼清余热。

调方：黄芪 30g，当归 10g，太子参 20g，白术 30g，茯苓 20g，吴萸连 10g，白头翁 20g，槟榔 12g，焦扁豆 20g，莲子肉 15g，血余炭 15g，三七粉 8g，甘草 10g。7 剂。

五诊：5 月 23 日，上方服完，经北京解放军总医院肠镜复查：距肛门 15cm 直肠－乙状结肠处黏膜弥漫性充血水肿，血管纹理模糊不清，并点片状糜烂，溃疡面 0.4 ～ 0.6cm，表面附白苔、伴渗血。活检病理片示，直肠黏膜慢性炎伴急性炎，并见炎性肉芽组织、炎性渗出物及少许坏死组织。诊断为溃疡性直肠炎。自觉症状大有好转，肠鸣轻，大便次数减为每日3～4次，下坠轻微，少有血便。自服山药鸡子黄粥后，饮食正常，胃肠舒适，有力气，体重增加，信心增强。继以上方巩固，12剂。

六诊：6月20日。饮食规律，贪吃早已消失，大便成形，每日3～5次，因饮酒后有少量血便，但无下坠。脉沉细，舌质淡红，舌苔薄白，舌脉瘀大减。为方便患者，停服汤剂，继以胃康胶囊、结肠舒丸、山药鸡子黄粥巩固。

七诊：9月2日，近2个多月仅服胃康胶囊、结肠舒丸、山药鸡子黄粥，精神好，饮食正常，大便每日2～3次，成形，无下坠，体重62kg，恢复至病前（半年增12kg）。脉沉缓、较有力，舌质淡红，薄白苔，无齿痕，舌脉不瘀。正复七八，邪留一二，继以上药，小其量，善其后。

[**按语**] 溃疡性结肠炎属久痢范畴，多由饮食劳倦伤脾胃所致，正虚邪实。虚者，脾胃之元气亏；实者，寒热瘀滞、虚实夹杂之邪实，故缠绵反复难愈。治疗以健脾补中、活血止血为大法。标本虚实，补泻宣通，统筹兼顾，先后次第，有序治疗，权衡变通，圆机活法，无不愈者。食疗食养，必不可少。单收涩止泻，无功；单抗菌消炎，有害；单利水止泻，伤阴；单苦寒败胃，重伤无益。

本案为饮食劳倦、嗜食肥甘或"以酒为浆、以妄为常"的不良生活方式所伤，积热火毒为患。酒为湿热之物，伤肝害胃；肉乃高热之食，积而化热，伤脾损元，致泻痢频作；气虚血瘀，循环障碍，病损组织细胞无力修复，成溃疡缠绵难愈之顽症。治以健脾补气、活血消瘀，以复正气，促进病损组织修复。

【验案三】久泻伤元气血瘀、温中健脾化血瘀

符某，女，56岁，新安县农民。2005年8月9日来诊。

主诉：腹泻10年，加重半年。10年前患结肠炎，未正规治疗，时轻时重，大便溏泻，每日1～2次，每食辣则加重，每日3～5次，夹脓血黏液便，腹痛肠鸣即泻，便后痛缓。纳差食少，身困乏力。脉沉细无力，舌质暗淡，苔白腻，边有齿痕，舌脉瘀。

论析：脾虚失运，故见舌质暗淡，舌体胖大，边有齿痕，苔白腻，大便溏泻，纳差食少，身困乏力；中虚夹滞，故见便前肠鸣、腹痛，便后即缓；久泻伤元气，气虚则血瘀，故见脉细、舌脉瘀。

［辨证］脾虚失运，气虚血瘀。

［治法］益气健脾，活血化瘀。

［方药］理中汤加味。党参20g，白术30g，茯苓20g，干姜10g，黄芪30g，当归15g，柴胡10g，枳壳15g，粉葛根15g，三棱10g，莪术10g，败酱草30g，马齿苋30g，炙甘草10g。12剂，水煎2次，合并，分早晚食前服。

胃康胶囊6瓶，每日3次，每次4粒，饭后1～2小时温开水送服。

结肠舒浓缩丸1袋，每日2次，每次6g（60丸），饭前温开水送服。

［方解］脾乃元气之府，元气虚久兼寒，故以理中汤温中健脾，为之君。肺主一身之大气，肺气旺，则周身之气足。黄芪甘温，大补肺脾元气，助君药温中健脾之力增；气虚而血瘀，用当归甘、辛、苦、温，入心、肝、脾经，合黄芪巧为补血汤，补气

生血，为之臣。脾胃居中焦而主升降，柴胡、枳壳、粉葛根升脾之清阳而降胃之浊阴，假君臣补气健运之力，借三棱、莪术破气活瘀之功，行气活血；败酱草、马齿苋清热化瘀。取此三组药升降、活瘀、清热之功，为之佐。炙甘草益气和药，为之使。全方共奏温中健脾、补气活血之功。

复诊：10月21日。服上药后，晨起排1次溏便，无脓血、黏液及腹痛、下坠之感，饮食增加，偶有胃酸，体力增强，家务、农活都能干了。脉沉缓无力，舌质暗淡、苔薄白，舌脉瘀。药证相符，症有所减。继以上方加吴萸连10g，10剂；胃康宝胶囊6瓶，结肠舒浓缩丸1料，以巩固疗效。

三诊：2006年7月18日。去年服药已愈。今年夏季，因天热饮食不当，加之农忙劳累，大便溏泻，每日1次，但无脓血黏液。脉沉缓，舌质淡红，薄白苔，舌脉瘀减轻。证属饮食劳倦伤脾胃，继以粥养胃气，胃气盛，则能食而不伤；予参芪六君浓缩丸一料，补气健脾、养血和血，以扶正固本、防复。

[按语] 张锡纯《医学衷中参西录》云：久泻伤元气，气虚则血瘀，故治必补气活血。本案属脾虚失运、气虚血瘀之慢性泄泻证（结肠炎）。治以益气健脾、活血化瘀之法。汤剂、成药制剂配伍，皆以补气健脾、活血化瘀为功，故疗效甚好。食复因于元气虚，除食疗粥养以复胃气外，又以参芪六君浓缩丸补气健脾、养血和血，以扶正固本、防复。

【验案四】脾肾虚寒结肠炎、温补涩肠兼化瘀

高某，男，43岁。新安县人，农民。2005年7月28日就诊。

主诉：腹痛腹泻6年余，黎明腹痛即泻，泻后痛减，便溏夹有胶冻黏液，伴腰膝酸软，四肢不温，曾服用盐酸小檗碱（黄连素）、诺氟沙星（氟哌酸）等无效。脉细无力，舌质淡红，体胖大，边有齿痕，苔白腻，舌脉瘀。结肠镜检查诊断为慢性非特异性溃疡性结肠炎。

论析：脾主四肢，脾肾阳虚则腹痛、黎明泻，便溏夹有胶冻黏液，伴腰膝酸软、肢冷、脉细无力等一派虚寒征象；泻后痛减为虚中夹滞之征；舌质淡红、苔白腻、体胖大、边有齿痕，为脾虚湿阻之象；气虚则瘀，故见舌脉瘀。

[辨证]脾肾虚寒，虚中夹滞。

[治法]温补脾肾，涩肠导滞。

[方药]四神丸合理中汤加味。黄芪30g，白术15g，党参15g，煨肉豆蔻15g，补骨脂12g，干姜12g，吴茱连10g，赤石脂12g，禹余粮15g，五味子15g，焦山楂20g，炙甘草10g，大枣3枚。10剂，水煎服。

[方解]脾主运化，虚则不运，以理中汤温中健脾，复运化之职，为之君。肾主二便，寄命门之火，补火生土，以四神丸、赤石脂、禹余粮补火生土，助脾运而涩肠止泻，为之臣。久病多虚多瘀、虚实寒热夹杂，以黄芪、吴茱连、焦山楂补气活血，疏肝清胃，为之佐。炙甘草、大枣补中益气，引诸药入脾胃，为之使。全方共奏健脾温肾、涩肠导滞之功。

温脐贴，外用敷脐，每日更换1次。以温中健脾、理气止痛。

复诊：2005年8月18日。泄利、腹痛均止，大便每日1次，成形。改服结肠舒浓缩丸2料（约服2个月），每次6g，每日2次，嘱食疗食养，以固本防复。

[按语] 慢性结肠炎，久病多虚多瘀，虚实寒热夹杂，首诊辨证拟方，量身定做，最为恰当，因而疗效确切，较快稳定病势；再诊小料制剂，方便节省，以固本防复。食疗食养，必不可少，是中医治疗学的特色优势。

胃肠息肉

一、证治经验

息肉，是腔体环境不良导致黏膜损伤，病自内生的淡红色赘生肉瘤。《灵枢·水胀》曰："寒气客于肠外，与卫气相搏，气不得荣，因有所系，癖而内着，恶气乃起，息肉乃生。"最早提出息肉病名与成因。息肉所生脏腑不同，名称各异。常见有胆囊息肉、胃息肉、十二指肠息肉、结肠息肉等内科消化道疾病，宫腔息肉、宫颈息肉等妇科疾病。据报道，欧美发达国家结肠息肉、癌瘤发病率较高，这与西方饮食结构有关。我国近十多年来息肉的发病率有明显上升趋势，与改革开放，生产发展，物质丰富，人们饮食不节，嗜食肥甘厚味相关。明代刘纯"养生十大要诀"云："午时喝保元汤勿食肉，进补而避肉毒，又进粗食小菜以裹肉毒，谓之七分饱，此养生第二。"指出肉汤不害人，而肉块入腹变生肉毒，极害人矣！现代医学研究发现，大块吃肉，最多只能吸收30%，而70%在结肠内形成粪便，经发酵产生乳酸、吲哚、硫化氢等许多有害化学毒素，致肠老化，引发自身中毒，是造成胃肠息肉的主要因素，甚至化变癌瘤。如热毒壅盛，深入血液，流遍周身，湿毒下注，也可致妇科息肉、毒瘤渐生。故食不可多，七分饱足矣。

从临证大量案例探究，饮食不节、暴饮暴食、嗜食肥甘、烟酒无度是息肉、癌瘤形成的主要原因。长此以往，脾胃俱伤，胃强脾弱，纳运失司，能食不能消，积热火毒内郁，痰湿浊瘀等病理产物堆积，内环境改变，热毒壅盛，正气虚弱，黏膜损伤，形成息肉。如疮疡外科后期常见新肉过快生长而凸出疮面之胬肉。胬肉者，瘀肉也，气滞血瘀所致，以乌梅膏敷之可敛而消之，为治疗提供借鉴。息肉患者属于癌前高危人群，应及早干预，防患于未然。

防重于治是我国卫生工作的基本方针，息肉可防可控。结肠腺瘤性息肉是因结肠黏膜细胞增生过旺所致，所以，预防结肠息肉，应该少食辛辣刺激食物和生冷、油腻、高脂肪、高能量食物，增加水果、蔬菜、粥类等的摄入量，保持大便畅通，以防脂肪、能量堆积，湿热、瘀毒内聚，导致息肉甚至癌变。

一般认为体积较小、进展缓慢、病变局限、单纯炎症，是为良性息肉，恶变者较少；多发性息肉、体积较大、宽基广蒂、腺瘤性息肉，特别是绒毛状腺瘤，癌变概率增加。家族性多发性大肠息肉病是细胞内第5号染色体的基因缺陷造成的，有遗传因素。

治未病。未病先防、已病早治、病愈防复是中医治未病思想的具体体现。百病之所以生，缘于元气之虚、血液中毒而然。胃肠属腑，泻而勿藏，以通为用，以泻为补。所以，饮食有节，细嚼慢咽，保护脾胃，则纳运如常，通畅不积，无积不热，无热不火，无火不毒，无毒不病也！无积热火毒内郁，则胃肠不伤，元气足矣！拒邪于外，正所谓："正气存内，邪不可干。"一旦积热火毒内郁，急当消积导滞清胃火、通腑泻热排肠毒，祛其邪，防变之谓也；若进一步发展，脏腑损伤，功能紊乱，痰湿浊瘀等病理产物堆积，热毒壅盛，内环境恶劣，息肉欲发，则以祛湿化浊、行气祛痰、活血化瘀、清热解毒为法，确保内环境稳定，阻断息肉形成，化险为夷；若息肉已成，切除复生者，是为疑难，气血凝滞，正虚邪实，虚实夹杂，寒热错综，此时当强调改变生活方式，辅以汤剂荡涤积滞，速去其邪，增强抗病能力。重用乌梅、穿山甲（代）、急性子、黄芪、当归、白术、茯苓、败酱、大黄等削积软坚、行气化瘀、祛腐化浊、健脾助运之品，以酸敛涩肠、化消息肉，并以平息丹、参芪六君浓缩丸等消息之，固本防复。

二、辨证论治

1.胃强脾弱、积热火毒

[症状] 消谷善饥，嗜食肥甘，饱胀嗳气，吞酸嘈杂，口臭便秘，黑黏不爽，身困乏力，自汗盗汗，心烦易怒。脉弦滑数，舌质红，苔薄黄，舌体胖，边齿痕，重舌赤肿。

[辨证] 胃强脾弱，积热火毒。

[治法] 消积导滞，清热解毒。

[方药] 消积解毒汤化裁。枳术丸（吞服）20g，白头翁30g，槟榔15g，炒山楂30g，炒莱菔子15g，大黄15g，连翘20g，蒲公英30g，马齿苋30g，生白术20g，枳实15g。

[方解] 积为因，热为机，病为果。故无积不热，无热不火，无火不毒，无毒不病。积热火毒为病者，治病必求其本。本者病因、病机也，故当消积导滞、清热解毒治其本。以枳术丸消积导

滞清胃火、通腑泻热排肠毒，为之君。以白头翁、槟榔、炒山楂、炒莱菔子、大黄通腑泻热排肠毒，为之臣。余热未清，取连翘、蒲公英、马齿苋甘寒清热益阴之长，而无苦燥伤中之弊；脾虚积甚，重用生白术、枳实，健脾消积走下，引诸药入胃肠之功，为之使。全方共奏消积导滞、清热解毒之功。腑实积甚，大便难通者，加牵牛子、芒硝；积热火毒伤正甚，正气无力抗邪，可加生黄芪托毒外出。

2. 火毒至极、郁久生变

[症状] 能吃能喝，口苦口臭，大便恶臭，黑黏不爽，困乏多汗，五心烦热。脉弦滑数，舌质红，苔薄黄，舌体胖，边有齿痕，舌脉瘀，重舌赤。

[辨证] 积热火毒，血热而瘀。

[治法] 消积导滞，凉血解毒。

[方药] 消积散加味。枳术丸（吞服）20g，白头翁30g，槟榔15g，大黄15g，川厚朴15g，连翘20g，蒲公英30g，栀子15g，大青叶30g，生白术30g，枳壳15g，甘草10g。

[方解] 积热火毒，充斥三焦，血热而瘀，百病由生，息肉自在其中，故当消积导滞、凉血解毒治其本。以枳术丸消积导滞清胃火、通腑泻热排肠毒，改善内环境，为之君。以白头翁、槟榔、大黄、厚朴通腑泻热排肠毒，为之臣。余热未清，取连翘、蒲公英、栀子、大青叶甘寒清热、凉血解毒；以白术、枳壳消补兼施。取此两组药祛邪扶正、凉血解毒之功，为之佐。甘草调和诸药，为之使。全方共奏消积导滞、凉血解毒之功，清除内因，以防止息肉发生、发展。

3.脏腑损伤、功能紊乱

［症状］嗜食肥甘厚味、辛辣炙煿，饱胀口臭，大便恶臭，黑黏不爽，困乏多汗，五心烦热。脉弦滑数，舌质红，苔薄黄，舌体胖，边齿痕，舌脉瘀，重舌赤。

［辨证］痰湿浊瘀，热毒壅盛。

［治法］祛湿化痰，化瘀解毒。

［方药］通腑排毒汤加减。枳术丸（吞服）20g，白头翁30g，槟榔15g，枳实15g，炒山楂30g，连翘20g，蒲公英30g，生白术30g，茯苓20g，瓜蒌15g，厚朴15g。生姜3片、大枣3枚为引。

［方解］积热阳明，热毒壅盛，故以枳术丸消积导滞清胃火、通腑泻热排肠毒，釜底抽薪也，为之君。以白头翁、槟榔、枳实、炒山楂助君药消积清热力倍，为之臣。余热未清，以连翘、蒲公英甘寒清热益阴；脾虚失运，痰湿内生，生白术、茯苓、瓜蒌、厚朴健脾祛湿、行气化痰。取此两组药清热益阴、健脾化痰、祛邪扶正之功，为之佐。姜、枣和胃补中，为之使。全方共奏祛湿化痰、化瘀解毒之功。

4.气血凝滞、正虚邪实

［症状］饮食不节，嗜食肥甘，饱胀嗳气，口臭便秘，黑黏不爽，便前腹痛，便后痛止，心烦易怒，自汗盗汗，脉弦滑数，舌质红，苔腻或白或黄，舌脉瘀阻，重舌赤肿，内镜提示黏膜息肉单发或多发。

［辨证］积热火毒，气血凝滞。

［治法］消积导滞，化瘀解毒。

［方药］化瘀解毒汤加减。枳术丸（吞服）20g，炒山楂30g，槟榔15g，白头翁30g，马齿苋30g，连翘20g，蒲公英30g，败

酱草 30g，急性子 15g，乌梅 15g，厚朴 15g，大黄 15g，枳实 20g，生白术 30g。

［方解］饮食不节，嗜食肥甘，脾胃俱伤，纳运失司，胃肠积热火毒，致使气血瘀滞，息肉内生，故首先以枳术丸消积导滞，祛其邪，为之君。以山楂、槟榔助君药化积导滞力倍，为之臣。余热不尽，以白头翁、马齿苋、连翘、败酱草、蒲公英清胃肠积热而解毒；急性子、乌梅、厚朴、大黄通腑泻热、酸敛化瘀；生白术、枳实消补兼备，以防复伤。取此三组药消补兼备之功，为之佐。全方共奏消积导滞、化瘀解毒之功。汤剂荡涤祛邪之后，继以平息丹削积软坚、解毒化瘀消息之，终以参芪六君浓缩丸固本防复。

三、典型医案

【验案一】积热火毒息肉成、术后腑实仍存在

黄某，男，65 岁，河北省人，干部。2015 年 3 月 19 日初诊。

主诉：结肠癌术后月余（多发息肉癌变，于 2015 年 2 月 19 日将病变肠段切除），术后便秘干结或黑黏不爽交替，便恶臭，每日 8 次，脱肛痔不能自复，伴饱胀嗳气、吞酸嘈杂、口苦口臭、心烦易怒、身困乏力、五心烦热、自汗盗汗、面赤烘热、口唇紫绀。素有饮食不节、消谷善饥、暴饮暴食，嗜食辛辣、肥甘厚腻。脉弦滑数、舌红苔黄，舌体胖大，边有齿痕，舌脉瘀阻，重舌赤肿。

论析：素有饮食不节、暴饮暴食、嗜食辛辣、肥甘厚腻等不良生活方式，致积热火毒、内郁外发，而见心烦易怒、面赤烘热、脉弦滑数、舌红苔黄等一派火热征象；血瘀毒盛则口唇发

绀、舌脉瘀阻、重舌赤肿；积滞化热而饱胀嗳气、吞酸嘈杂、口苦口臭；火与元气不能两立，火热炽盛则气阴双亏，故见身困乏力、舌体胖大、边有齿痕、五心烦热、自汗盗汗。

［辨证］积热火毒，气血凝滞。

［治法］消积导滞，化瘀解毒。

［方药］化瘀解毒汤加减。枳术丸（吞服）20g，炒山楂30g，槟榔15g，白头翁30g，马齿苋30g，连翘20g，蒲公英30g，败酱草30g，急性子15g，乌梅15g，厚朴15g，大黄15g，枳实20g，生白术30g。7剂，水煎2遍，合并，分早晚食前服。

［方解］饮食不节，嗜食肥甘，脾胃俱伤，胃肠积热，火毒内郁，久致气滞血瘀，息肉内生，故首先以枳术丸消积导滞、祛邪，为之君。以山楂、槟榔助力君药化积导滞力倍，为之臣。胃肠积热火毒，以白头翁、马齿苋、连翘、败酱草、蒲公英清胃肠积热而解毒；急性子、乌梅、厚朴、大黄通腑泻热、酸敛化瘀；生白术、枳实消补兼备，以防复伤。取此三组药清热解毒、通腑泻热、酸敛化瘀、消补兼备之功，为之佐。全方共奏消积导滞、化瘀解毒之功。

复诊：4月30日。上方加减，调治月余，身体有劲。大便每日3～4次，不干，成形。血止，脱肛、饱胀、嗳气、烦热汗出、饥饿减轻。近日牙痛夜重，脉细，舌淡红，舌体胖，有齿痕，苔白腻，尖边赤，舌脉瘀，重舌。药证相符，症有所减。齿痛夜重，阴虚火旺，脉舌可征，当滋阴降火为法。

调方：生地黄15g，知母15g，蒲公英30g，连翘20g，玄参20g，白头翁30g，牡丹皮20g，地骨皮15g，川厚朴15g，栀子15g，甘草10g。7剂，水煎服。

三诊：6月5日。7剂后，阴复、火降、齿痛止，加减治疗月余，大便仍黑黏，每日3～4次，不脱肛、坠胀、出血，精神好，不烦，饥饿轻，睡眠好。脉沉缓，舌淡红，苔白腻，舌脉瘀轻。证属脾虚湿阻、胃肠积郁，治宜健脾化湿、化瘀解毒。

调方：枳术丸（吞服）20g，生白术30g，茯苓20g，厚朴15g，炒山楂30g，槟榔15g，白头翁30g，马齿苋30g，连翘20g，蒲公英30g，败酱草30g，甘草10g。30剂，水煎服。

平息丹1料，每次6g，每日2次，食前以温开水送服。

四诊：11月6日。上方汤剂加减，间断服用，平息丹照服，平稳，半年来大有好转。大便成形，每日3～4次，不干。痔疮、脱肛、出血、下坠均消失，心烦、失眠已好。唯饮食控制不严，嘴馋，时有反复。辨证论治年余，虽时有反复，总归向好，临床症状消失，未复查肠镜。因家庭事由，迁信阳市住，不愿服汤剂了，继服平息丹，回郑州再复查。

[按语] 据报道，欧美西方国家结肠息肉、结肠癌发病率高与饮食结构有关，近来在我国亦呈上升趋势，从临证大量案例证实本病发生与暴饮暴食、嗜食肥甘、烟酒无度密不可分，值得警惕。本案即是典型一例，习惯于大吃大喝、烟酒无度、夜猫生活，以致脾胃俱伤，痰湿浊瘀，积热火毒，内郁外发而成此症。胃肠属腑，泻而勿藏，以通为用，以泻为补，故要求患者改变生活方式、饮食结构。饮食清淡，七分为宜，排出毒素，好比"调结构，去产能，销库存"，治病之法亦是。消积导滞清胃火，通腑泻热排肠毒，邪去正自复，终以益气养阴扶其正，固本以防复也。如此论治，及时调整，严防反复，年余才大见起色。

临证所见，不良习惯难改，凡此皆曰："我就胃口好，能吃能喝，饿！馋！管不住嘴。"真乃只顾嘴馋，不顾胃难，病越重，证越杂，治更难，因此，病多反复。这是个普遍难点，必须强调患者配合治疗。

【验案二】胃肠积热息肉成、气滞血瘀腑实证

任某，女，56岁。2016年12月21日初诊。

主诉：胃痛10年，伴吞酸、嗳气、饱胀、口苦、口臭，大便干结，有时黑黏不爽，每日5次，干溏交替，恶臭，面赤热，背痛。素来饮食不节，暴饮暴食，能吃且进食快、食量多，嗜食辛辣油腻。脉沉细弦数，舌淡红、苔白腻，舌脉瘀，重舌赤肿。2014年4月于郑州市三院胃镜检查示胃多发息肉。2016年11月17日，省医院检查示糜烂性胃炎、十二指肠多发息肉；脂肪肝、高脂血症。

论析：饮食不节，暴饮暴食，吃饭快又多，嗜食辛辣肥甘等高热量食物，导致积热火毒内郁，故见吞酸、嗳气、饱胀、口苦、口臭、便秘恶臭、黑黏不爽，每日5次，干溏交替；阳明热而面赤、脉弦数、重舌赤肿；脾虚湿阻而舌淡、苔腻、舌胖且有齿痕；气虚血瘀而舌脉瘀、背痛。

［辨证］胃肠积热，气滞血瘀之胃脘痛。

［治法］消积导滞，理气化瘀。

［方药］化瘀解毒汤化裁。枳术丸（随汤剂吞服）20g，炒山楂30g，槟榔15g，白头翁30g，马齿苋30g，连翘20g，蒲公英30g，败酱草30g，乌梅12g，厚朴15g，枳实20g，生白术30g，甘草10g。

［方解］饮食不节伤脾胃，积热火毒，致使气血瘀滞，息肉

内生，故首先以枳术丸消积导滞，祛其邪，为之君。以山楂、槟榔助力君药消积化瘀，为之臣。热盛内郁，以白头翁、马齿苋、连翘、败酱草、蒲公英清胃肠积热而解毒；乌梅、厚朴通腑泻热、酸敛化瘀；生白术、枳实消补兼备，以防复伤。取此三组药消补兼备之功，为之佐。甘草和诸药而解毒，为之使。全方共奏消积导滞、化瘀解毒之功。

复诊：2017 年 1 月 14 日。初服 7 剂，大便每日 3 次，黑黏量多、恶臭，便前肠鸣腹痛，便后痛止，轻松舒服。又服 14 剂后，大便每日 1 ～ 2 次，黑黏轻，腹痛止，胃痛轻，吞酸、嗳气消失，仍饥饿欲食、面热，脉细，舌红，重舌。积消热减，脾虚未复，瘀浊仍在，当以上方加姜黄 15g，赤芍 20g，苦参 10g，茯苓 20g，14 剂。

三诊：3 月 1 日。大便不黑、不干，成形，每日 1 次，胃不痛、不酸、不嗳气，饥饿减，知饥饱，脉沉缓，舌淡红、苔白腻、有齿痕，舌脉瘀轻，重舌轻。邪去正未复，治宜健脾和胃。

调方：苍术、白术各 20g，党参 20g，茯苓 20g，藿梗、苏梗各 20g，厚朴 15g，槟榔 15g，焦山楂、焦神曲、焦麦芽（焦三仙）各 15g，姜黄 10g，陈皮 15g，半夏 10g。14 剂。

四诊：4 月 20 日。背不痛，大便正常，余无不适，唯胃口好，想吃不敢多吃。不想服汤剂，拒绝复查胃镜。临床症状消失，但未复查胃镜，仅临床治愈。予以平息丹削积软坚、解毒化瘀消息之，以参芪六君浓缩丸补气活血，健脾和胃，扶正固本，以求根除。

处方：参芪六君浓缩丸 1 袋，每次 6g，每日 2 次，空腹，温白开送服。

平息丹 1 袋，每次 6g，每日 2 次，空腹，温白开送服。

[按语] 胃息肉属胃脘痛范畴，其病之成缘于邪正双方力量对比的结果。本案素有饮食不节，伤脾胃，积热火毒内郁，以致胃脘痛，久痛血瘀入络，十年不愈，可谓疑难。故先消积导滞、化瘀解毒祛其邪，使邪去正安，同时强调改变生活方式和饮食结构，配合治疗；继以健脾和胃，以复纳运功能。正所谓："五脏不和调于胃，胃和五脏安。"脾胃健，纳运复，气血充，元气足矣！正气存内，邪不可干。

另附：鼻息肉的民间疗法数则。①鼻中生息肉。用釜脐墨一钱，水送下。连服三五天。②鼻息肉。用蚯蚓（炒）一分，皂荚一挺，共研为末，调蜜涂患处，清水滴尽即愈。③治鼻中息肉。用白矾烧成末，和猪油、棉花裹好，塞鼻孔中，几天后，息肉脱落。又方：白矾一两，蓖麻仁七个，盐梅肉五个，麝香少许。捣匀，捏成丸子，用棉花裹着塞鼻内，息肉自下。又方：用细辛末，时时吹入。④灰灰菜，烧灰，取灰三四度淋取汁，蚀息肉。灰灰菜，名藜，药食两用，可祛湿热，《医林纂要》称灰蓊、灰苋，云其"祛湿热"。《本草拾遗》云其"亦可煮食，亦作浴汤，去疥癣风瘙；烧为灰，口含及内齿孔中，杀齿匿疳疮；取灰三四度淋取汁，蚀息肉，除白癜风、黑子面黚、着肉作疮"。3—4 月采，甘苦凉，清热。作食，治疮疡肿毒、疥癣风瘙。6—7 月采，作药，有清热、利湿、杀虫之功，治腹泻、痢疾、湿疮痒疹、毒虫咬伤，煎汤浴洗可愈。

萎缩性胃炎

一、证治经验

萎缩性胃炎，系指胃黏膜固有腺体萎缩，分泌减少，胃黏膜变薄、苍白而血管显露的病变。其病理呈现不典型增生、肠上皮化生，是为癌前病变，当积极干预，以求逆转。萎缩性胃炎病程长，病因病机复杂多变，肝郁、脾虚、胃滞、肾亏、气滞、血瘀、积热、毒瘀交错兼见，属中医"胃脘痛""痞证""嘈杂"范畴。临床表现为饱胀、痞满、嗳气、胃痛或不舒、纳差、食少、消瘦、乏力等。

胃脘痛多由饮食不节、劳倦过度、六淫外袭等伤及脾胃，以饮食所伤为最。初以肝胃郁热、积热内蕴之实热证多见；病久缠绵，耗气伤阴，阴阳失衡，痰湿内生，久痛入络，气滞血瘀，或失治误治，或素体虚弱，则虚实夹杂，寒热错综，升降逆乱，复杂多变，治之尤难。其病机转变、兼夹，或气虚，或阴虚，或积热、血瘀，或中虚，或湿阻，导致气血瘀滞、循环障碍，以致胃之黏膜、腺体失于营养供给而萎缩，缺失自我修复能力，缠绵难愈，有恶化倾向。

本病病机复杂多变，故治疗应抓住"血瘀循环障碍"这个关键点，以"活血化瘀通络"为法，疏通血路，促进血液循环，改善供给，以促进病损组织细胞自我修复。但病情复杂多变，必须精准论治。脾胃乃元气之府、气血生化之源，虚则元气不充而血瘀。夫气为血帅，帅血而行，故活血首当补气，气足血旺，畅行无阻；兼气滞而血瘀者，必当理气，气顺血活则瘀化；或兼寒凝，则以温通；或夹积热，血因热竭而瘀，当消积导滞，积去则热除。若失治误治，复加药伤，脾胃失和，功能紊乱，化源不足，五脏六腑、四肢百骸皆失其营养供给则俱病矣！孙思邈云："五脏不和调于胃，胃和则五脏安。"足见调理脾胃之重要性。叶桂曰："初病气结在经，久病血伤入络。"认为病久当活血化瘀、通络定痛。国医大师李振华指出："萎缩性胃炎宜疏肝、健脾、和胃，调其脾胃功能为要。"全国名老中医张海岑认为："胃脘痛久病必瘀，活血化瘀而痛止。"叶桂胃阴说亦不可忽视。大寒大热，大补大攻，皆非所宜，务以中和之道，攻不伤正，补不留邪，补元调中，疏调气机为宜。

二、辨证论治

1. 积热竭阴、阴伤血瘀

[症状]胃痛、痞满、嗳气、吞酸、消谷善饥、口臭便秘、面色萎黄、身困乏力，脉弦细数，舌红苔黄，舌体胖大，边有齿痕，舌脉瘀阻，重舌赤肿。

[辨证]积热胃肠，气血瘀滞。

[治法]消积导滞，活血化瘀。

[方药]甘松 15g，三七 10g，吴萸连 15g，黄芪 15g，白术 15g，蒲公英 30g，白头翁 20g，败酱草 20g，牡丹皮 15g，赤芍 15g，三棱 10g，莪术 10g，甘草 5g。

[方解]胃脘痛无论主因如何，皆因气滞血瘀而然，首当理气化瘀。甘松辛甘温，归脾、胃经，辛而能散，温而不燥，甘而不滞，香能醒脾健胃，临证用之重在行气止痛；三七甘苦温，归肝经，擅化瘀止血、消肿定痛。本方意在消瘀止痛，故取甘松、

三七理气消瘀止痛之功，为之君。肝胃郁热吐吞酸，当疏肝之郁、清胃之热，本左金丸之黄连、吴茱萸为治，恩师张海岑调其比、新其制，名曰"吴萸连"，疏肝清胃、制酸止痛效更佳，为之臣。脾与胃相表里，乃水谷之海，气血之源，元气之府，胃病及脾，脾气不足，中气虚也。黄芪甘温，补中益气，气足则血旺；白术甘苦温，归脾、胃经，健脾益气力最雄，本方取芪、术相须配对，增强益气健脾之功；幽门螺杆菌（Hp）感染，以蒲公英、白头翁、败酱草甘能补中益阴，苦寒能清热解毒，辛散化瘀，合吴萸连协同抗 Hp，免抗菌类西药伤胃之弊。久痛必瘀，瘀久化热，血因热更瘀，故以牡丹皮、赤芍凉血散血，三棱、莪术理气消积、化瘀止痛，积消热除而瘀散痛止。取此九味祛邪扶正之功，为之佐。甘草补中解毒、调和诸药，为之使。全方共奏消积导滞、理气活血、解毒清热之功，配合热毒清颗粒，或在病轻向愈后长期单服，以求根除。

2. 脾肾俱虚、气滞血瘀

［症状］胃脘刺痛，饱胀嗳气，吞酸嘈杂，纳呆食少，脉弦细或涩，舌质暗红、有瘀斑，苔薄白，舌脉瘀。

［辨证］脾肾俱虚，气滞血瘀。

［治法］健脾温肾，活血化瘀。

［方药］四君子汤加味。党参 15g，白术 20g，茯苓 20g，黄芪 20g，当归 15g，吴萸连 15g，紫河车 10g，甘松 20g，田三七 15g，延胡索 15g，三棱 10g，莪术 10g，甘草 10g。水煎服。

［方解］百病皆因元气虚而生，胃病食伤而元气虚者多矣，故以四君健脾补中，扶其正，正气盛而无复伤矣，为之君。气虚血瘀而痛作，以当归补血汤补气生血，气血旺足以抗邪，为之

臣。脾乃气血之源，虚久及肾，火不生土，化源不足，元气难复，故以血肉有情之紫河车补精、益气、温肾，火生土也；肝胃郁热而吞酸、嘈杂，以吴萸连疏肝清胃而止吞酸；痛因气滞血瘀而然，甘松、田三七、延胡索、三棱、莪术理气化瘀而止痛。取此八者疏肝清胃、理气化瘀、止痛制酸、补精益气之功，为之佐。甘草调和诸药，为之使。全方共奏健脾温肾、活血化瘀之功，以扶正祛邪，改善血液循环，促进胃黏膜修复，是为标本兼治之法。合以专病专药胃康胶囊，以补气健脾，活血消瘀，改善循环，促进胃黏膜康复，每次4粒，每日3次，餐后1～2小时服，疗效尤佳。

3. 脾胃虚寒、气虚血瘀

［症状］胃痛绵绵，纳呆食少，痞满不饥，畏寒肢冷，脉沉细或迟，舌淡、苔白、舌体胖大、边有齿痕，舌脉瘀。

［辨证］中阳不健，气虚血瘀。

［治法］温中健脾，补气活血。

［方药］黄芪建中汤加味。黄芪30g，党参20g，白术20g，茯苓20g，桂枝15g，白芍20g，香附20g，高良姜12g，干姜12g，炙甘草10g，生姜5片，大枣5枚，饴糖10g。水煎服。

［方解］建中者，建立中阳也，首选黄芪建中汤，温中健脾。其含义有三：一，中虚者，元气虚也，脾胃乃元气之府，以参、芪大补元气，为之君。二，中虚湿困，以白术、茯苓渗湿健脾补其中，为之臣。三，中虚多寒，故以桂枝、干姜、香附、高良姜温中理气而止痛；肝性急，木克土而胃痛，以饴糖、白芍、甘草缓急止痛。寒则凝、温则行，取此7味调中益脾、温通血脉、缓急止痛之功，为之佐。姜、枣调营和中，为之使。全方共奏温中

健脾、补气活血、化瘀止痛之功。合以专病专药胃康胶囊扶正祛邪，补气健脾，活血消瘀，改善循环，促进胃黏膜修复，每次 4粒，每日 3 次，餐后 1～2 小时服，疗效尤佳。

三、典型医案

【验案一】积热胃痛萎缩症、疏肝健脾消积热

李某，女，52 岁，职工。2016 年 3 月 10 日初诊。

主诉： 胃痛 6 年，吞酸、嘈杂、饱胀、嗳气，能吃且进食快、食量多、口臭、口苦，痔疮，便秘两日 1 次，或黑黏不爽，干溏交替，恶臭，身困乏力、失眠多梦。脉弦细数，舌红少苔，舌体胖、有齿痕，舌脉瘀，重舌赤肿。3 月于黄河中心医院行胃镜检查示：①反流性食管炎（B 级）；②慢性萎缩性胃炎伴糜烂出血；③十二指肠球炎。

论析： 积热胃肠而消谷善饥、口臭便秘、痔疮出血；肝郁脾虚，健运失司而脉弦数、饱胀嗳气、失眠多梦；积热耗气伤阴而脉细数、舌红、舌脉瘀、身困乏力。

［辨证］积热胃肠，气滞血瘀。

［治法］消积清热，理气化瘀。

［方药］白术 15g，枳实 15g，莱菔子 20g，甘松 15g，三七10g，连翘 20g，蒲公英 30g，白头翁 20g，败酱草 20g，吴黄连15g，黄芪 15g，牡丹皮 15g，赤芍 15g，三棱 10g，甘草 5g。水煎服，14 剂。

热毒清颗粒 2 盒，每次 10g，每日 2 次，食前开水冲服。

［方解］胃脘痛分虚实两端，新病多实，久病多虚，或虚实夹杂，或寒热错综。本案胃痛 6 年，素有饮食不节，胃肠积热征

明显。首先消积导滞清胃火，白术、枳实、炒莱菔子消积健脾，祛邪扶正，免复伤，为之君。痛皆因气滞血瘀，当理气化瘀。甘松辛甘温，归脾、胃经，辛而能散，温而不燥，甘而不滞，香能醒脾健胃，临证用之重在行气止痛；三七甘苦温，归肝经，擅化瘀止血、消肿定痛，本方用之消瘀止痛，为之臣。肝胃郁热，吐酸吞酸，当疏肝之郁、清胃之热，以吴萸连疏肝清胃、制酸止痛，效更佳；余热未清，蒲公英、白头翁、连翘、败酱草共清热益阴；气阴虚则血瘀，黄芪、牡丹皮、赤芍、三棱补气活血、凉血化瘀。取此三组药疏肝清胃、制酸止痛、补气活血、凉血化瘀之功，为之佐。甘草补中解毒、调和诸药，为之使。全方共奏消积导滞、理气活血、解毒清热之功。

复诊：3月31日。胃痛止，烧心、嗳气轻，食欲好，多吃仍胀，大便黑黏不爽，痔疮时痛。脉细数、舌红、舌脉瘀、重舌赤肿，因郁解气顺，积热未除。继上方，改白头翁30g，重以清肠热毒，14剂。热毒清颗粒4盒。

三诊：4月28日。胃未痛、吞酸、嗳气均痊，饥而能食，大便时黑不爽，痔疮时痛，口臭。脉细，舌红、重舌、舌脉瘀轻。药对病机，证有所减，唯消谷善饥，胃强脾弱使然，当消积清胃、健脾益气。

调方：白头翁30g，槟榔15g，生白术20g，枳实15g，三七10g，连翘20g，蒲公英30g，败酱草20g，吴萸连15g，黄芪30g，当归15g，甘草5g。水煎服，14剂。

四诊：5月26日。大便不黑，爽利，痔消痛止，饥饿感大减，知饥饱。临床症状基本消失，仍需继续治疗，汤剂不便，改服热毒清颗粒。

予热毒清颗粒 4 盒，每次 10g，每日 2 次，食前开水冲服。

［按语］萎缩性胃炎最多见积热血瘀和气虚血瘀两大类。本案属积热血瘀，由于饮食不节，积热胃肠，阳明热盛，气阴俱损，热伤血瘀而成。故首先消积导滞清胃火，积消热除，祛其邪矣！血因热瘀，故凉血解毒、活血化瘀，改善循环，促进病损组织黏膜修复是最终目的。但疾病进退，正气始终起主导作用，从主证变化看邪正双方力量对比，故把握祛邪扶正的尺度很重要。如本案患者，胃火亢盛，消谷善饥，多次食伤，反复加重，及时消积导滞清胃火，祛邪以扶正。本病病程长，正气虚弱，先以汤剂论治。汤者，荡也，力大功专，灵活自便，并配伍专病专药；好转后，继以专病专药常服，以求巩固根治。

【验案二】胃痛饱胀膜萎缩、消积清热化毒瘀

袁某，男，45 岁，江苏省盐城人。2014 年 12 月 1 日初诊。

主诉：胃痛 8 年，加重 2 年，伴吞酸、嘈杂、饱胀、嗳气、大便干结，数日 1 次，便前腹痛，便后痛止。素常饮食不节，嗜食辛辣厚味，烟酒无度，熬夜。脉弦细，舌红、苔腻，舌体胖大、有齿痕、舌脉瘀。2014 年 11 月 1 日于郑州市七院行胃镜检查示：糜烂性胃炎伴出血。病理报告为慢性萎缩性胃炎。

论析：饮食劳倦，脾胃俱伤，积热胃肠，气阴耗损，故见以上症状。血因热瘀而黏膜萎缩、功能不全，从而加重疾病过程的复杂性。

［辨证］积热胃肠，热盛毒瘀。

［治法］消积清热，化瘀解毒。

［方药］枳术丸（吞服）20g，莱菔子 20g，白头翁 20g，败

酱草 20g，连翘 20g，蒲公英 30g，吴萸连 15g，牡丹皮 15g，赤芍 15g，三七 10g，甘草 5g。水煎服，14 剂。

[方解] 积热胃痛者，积消热除而痛止，故以枳术丸消积导滞清胃火，为之君。枳实辛寒，气香味厚，辛能行，走而不守，行气之力猛，苦能泄，破气消胀；莱菔子辛甘而平，辛能行气，甘能益脾，推陈致新，故能治一切食积气滞。取二者行气消胀、推陈致新之功，为之臣。热清则毒火消，故取白头翁、败酱草、连翘、蒲公英清阳明热毒；肝胃郁热吐吞酸，以吴萸连疏肝清胃而制酸；血热而瘀，是萎缩性胃炎的关键病机，以牡丹皮、赤芍、三七凉血化瘀止血。取此三组药清热制酸、凉血止血、化瘀止痛之功，为之佐。甘草补中解毒、调和诸药，为之使。全方共奏消积清热、化瘀解毒之功。

热毒清颗粒，4 盒，每次 10g，每日 2 次，食前开水冲服。

复诊：2015 年 1 月 19 日。上方加减论治月余，初服 2 周，大便黑黏，便前腹痛消失，胃痛、吞酸、嘈杂、饱胀、嗳气均减轻，脉细，舌红、苔白，舌体胖大、齿痕、舌脉瘀。积消热轻，肝胃调和，气虚血瘀突出，当益气健脾、活血化瘀。

调方：黄芪 30g，白术 30g，茯苓 20g，党参 15g，当归 15g，三棱 10g，莪术 10g，鸡血藤 30g，蒲公英 30g，白头翁 20g，败酱草 20g，甘松 15g，甘草 10g。20 剂，水煎服。

热毒清颗粒，4 盒，每次 10g，每日 2 次，食前开水冲服。

三诊：4 月 1 日。上方服 2 个月余，大便不黑了，每日 1 次，胃不痛，吞酸、嗳气消失，食欲好，多吃仍胀。邪去正复，仍需巩固，热毒清颗粒照服，汤方去白头翁，减量续服，两日 1 剂。

四诊：6 月 15 日。2015 年 5 月 11 日在郑州市七院复查胃镜：

慢性浅表性胃炎伴糜烂。近一段时间饮食二便正常，未感不适。

[**按语**] 萎缩性胃炎，概分气虚血瘀、积热血瘀两大类。积热血瘀之萎缩性胃炎，亦不尽同，由于病之久暂、邪之轻重、元气胜衰，决定病之进退过程中症状变化的复杂性。只要根据主证变化，论析辨证，抓住关键病机，及时调整，疗效就能逐渐显现。本案积热毒瘀，首先消积导滞，通腑泻热，祛邪排毒，邪去则正安；继以益气健脾，活血化瘀，改善循环，促进病损组织细胞修复。临床症状消失，不一定全痊愈，仍需继续治疗、巩固。

外 科

外科外治，直达病所，内外结合，表里分消，是为外科治疗通则。但本书所讲外科，仅限积热火毒、内郁外发所致外科诸症。内因为主，积为因，热为机，病为果，故亦必从内治入手，以消积导滞清胃火、通腑泻热排肠毒。首选汤剂，汤者，荡也，力大功专，祛邪尤捷，如汤沃雪，合以专病专药，专攻其邪，邪去则正安。外科外治，合以专病专剂，事半功倍矣。终以益气养阴，扶正固本，以防复也。

唇 炎

一、证治经验

慢性唇炎、剥脱性唇炎、脱屑性唇炎，统称唇炎，常伴有口角炎，属中医"唇风"范畴。风者，百病之长，善行而数变。风可胜湿、化燥、伤阴，燥可生风、瘙痒，风燥互动，相互兼夹，久而多变，以痛痒、燥裂、结痂、脱屑、色暗为特征。"唇风"之名，见于《诸病源候论·卷三十》："脾与胃合，足阳明之经，胃之脉也，其经起于鼻，环于唇，其支脉入络于脾，脾胃有风热邪气乘之，而肿发于唇。"《严氏济生方·口齿门》云："唇者，脾之所主……盖风胜则动，寒胜则揭，燥胜则干，热胜则裂，气郁则生疮，血少则沉而无色。治之法，内则当理其脾，外则当敷以药，无不效者矣。"《医宗金鉴·卷六十五》云："此症多生于下唇，由阳明胃经风火凝结而成。初时发痒，色红作肿，日久破裂流水，疼如火燎，又似无皮，故风盛则唇不时眴动。"其命名确切、科学，内涵丰富。

本病病因病机为饮食不节，积热胃肠，阳明热盛，风热燥火，毒邪凝结，循经上犯所致。风胜则痒，燥胜则干，热胜则裂，毒胜则肿，火郁生疮，血瘀则暗，故其症见口唇痛痒、燥裂、流水、出血、结痂、起皮、脱屑、瘙痒、紫暗等。

唇风，是秋、冬、春三季的常见病，可发于任何年龄。因春季多风，秋冬季干燥寒冷，外寒内热，气阴两伤，皮肤口唇干燥。在小儿，因其快速生长发育、代谢旺盛，加之偏食、挑食、厌食、疳积，常造成营养及维生素 C、维生素 B_2 缺乏，免疫力低下而加重。青少年也不少见。成人之发病，与嗜食肥甘、烟酒无度，积热火毒内郁外发密切相关。因口唇干燥而常用舌舔，越舔越干裂，呈紫暗红色，这是因唾液含黏蛋白，虽能湿润而暂觉舒适，但遇风蒸发，皮肤更加干燥、皲裂，加重病情。

治疗常用内外结合法。内服以消积导滞、通腑排毒、清热生津、养血润燥之汤剂。外用可涂血竭唇膏，以清热凉血、滋阴润燥、祛风止痒、消肿止痛、敛疮生肌。内外合攻，事半功倍。

二、辨证论治

1. 胃火亢盛、心脾积热

［症状］口唇红肿，痛热，干痒，燥裂，出血，溃烂，流水，结痂，脱皮，伴消谷善饥，口干，口渴，口苦，口臭，便秘，脉

数，舌红，苔黄。

[辨证] 积郁化热，胃火亢盛。

[治法] 消积导滞，清胃泻火。

[方药] 消积泻火汤加减。枳术丸（随汤吞服）20g，焦山楂30g，槟榔15g，牵牛子12g，炒莱菔子20g，白头翁30g，牡丹皮20g，连翘20g，蒲公英30g，生何首乌20g，枳实15g，白术30g，甘草10g。水煎服。

[方解] 主以枳术丸吞服，消积导滞为君。焦山楂、槟榔、牵牛子、炒莱菔子通腑荡邪排毒，为之臣。郁热胃肠，以白头翁、牡丹皮、连翘、蒲公英、生何首乌、枳实、白术通腑泻热、益阴解毒，为之佐。甘草补中解毒、调和诸药，为之使。全方共奏消积导滞、清胃泻火、凉血润燥之功。外涂血竭唇膏，以清热凉血、滋阴润燥、祛风止痒、消肿止痛、敛疮生肌。

2. 脾虚血弱、风热化燥

[症状] 唇燥皲裂，痛痒较甚，脱屑结痂，唇厚暗红，经久不愈，倦怠乏力，面色无华，纳差食少，腹胀便溏，脉沉细弱，舌淡苔白，体胖有齿痕。

[辨证] 脾胃虚弱，血虚化燥。

[治法] 益气健脾，养血润燥。

[方药] 十全十美汤化裁。黄芪30g，当归15g，党参15g，炒白术20g，茯苓20g，枳壳15g，鸡血藤10g，炒白芍20g，熟地黄15g，蒸何首乌20g，炙甘草10g。水煎服。

[方解] 脾胃者，水谷之海，气血之源，故以四君子汤补气健脾，气旺血生，源足流长，为之君。《景岳全书》云："善治阴者，必于阴中补阳，则生化无穷，善补阳者，必于阳中补阴，则

源泉不竭。"故以当归补血汤阴阳气血俱补，为之臣。血虚化燥，以四物汤直补阴血，川芎易何首乌、鸡血藤者，免其香燥耗气，取补血养血通络之功；九补必有一泻，枳壳行气和胃、除胀宽中，配白术为枳术丸，消补兼施。取枳术之意、四物之功，养血润燥，补而不滞，消而无伐，为之佐。甘草，益气补中、调和诸药，为之使。全方共奏补气生血、养血润燥之功。

外涂专病专药血竭唇膏，以清热凉血、滋阴润燥、祛风止痒、消肿定痛、敛疮生肌。

三、典型医案

【验案一】饮食不节伤脾胃、积热胃火成唇炎

韩某，女，13岁，周口人。2007年7月21日初诊。

主诉：口唇红肿、干裂、溃烂、结痂、燥痛、发痒、脱皮11年，伴口角烂。能吃，进食快且量多，好吃肉、零食多，胃痛、口臭、流涎、便秘恶臭、黑黏不爽，3～4日1次，肥胖，体重55kg，身困乏力、汗出。曾到北京、上海、广州多方治疗无效。脉沉细无力，舌质淡，苔黄腻，体胖大，有齿痕，舌脉瘀阻。

论析：自幼饮食无节，能食而不能消，积滞化热，故见口臭、流涎、胃痛、便秘；脾胃积热内蕴，外感风热，积热火毒，循经上蒸，灼伤口唇，故见口唇红肿、燥痛、发痒、干裂、溃烂、结痂、脱皮；气虚血瘀，故见舌脉瘀阻。

[辨证] 脾虚湿阻，积热火毒之唇风。

[治法] 消积导滞，健脾化湿。

[方药] 自拟方。枳术丸（吞服）15g，白术15g，茯苓20g，山楂30g，槟榔15g，枳实10g，苦参10g，白头翁30g，马齿苋

30g，蒲公英 30g，连翘 15g，甘草 10g。7 剂，水煎服。

唇膏 1 瓶，外涂患处，每日 3～5 次，以润燥、清热、凉血、消肿、止痛、敛疮、生肌。

［方解］饮食无节，积热伤正，祛邪为要，故以枳术丸免煎吞服，消积导滞，为之君。湿由内生缘脾虚，以白术、茯苓入脾胃，健脾燥湿，为之臣。积不消，热不除，取焦山楂、槟榔、枳实消积导滞；湿热阻中，以苦参燥湿解毒；余热未清，以白头翁、蒲公英、马齿苋、连翘清热益阴、通腑排毒。取此三组药消积清热之功，为之佐。甘草，和诸药而解毒泻火，为之使。全方共奏消积导滞、健脾化湿之功。

复诊：8 月 28 日。口角烂愈合，大便通畅、成形，每日 1 次。脘腹舒适，食量减少，亦不太饿，不吃小食品了。口唇干裂、痛、痒、起皮均减轻，脉细，舌质淡红，尖边赤，苔薄腻，体胖大，有齿痕，舌脉瘀。积热湿浊已减，血热犹存，上方加紫草 10g 以凉血解毒，10 剂。

三诊：9 月 15 日。除口唇干燥、结痂外，余症基本消失。脉沉细，舌质淡红，苔薄腻，体胖大，有齿痕，舌脉瘀。积去热除，腑气通畅，拟益气健脾、养血润燥为法，固本防复。

调方：黄芪 20g，白术 15g，茯苓 20g，太子参 15g，薏苡仁 20g，枳壳 10g，当归 15g，炒白芍 15g，生何首乌 20g，生甘草 10g。生姜、大枣为引。10 剂。

继用唇膏涂患处，直至口唇红润、光泽，完全恢复正常。嘱饮食有节，生活规律。

四诊：12 月 10 日。唇炎已好 2 个月，汤药服完、膏涂完口唇已不痛、不肿、不痒，平光、红润。此次来诊乃为治痛经。其月经不调，周期不准，来时腹痛，量不多。饮食已有节制，大便正常。予以理气活血丹1袋。经前7～10日开始，每次5g，每日2次，开水送服，至经来顺畅、不痛即停服，下次月经前再服。视病情轻重决定服药时间，随减轻程度减少服药天数，直至痊愈。

【验案二】 阴虚内热唇炎症、益气养阴燥热平

王某，男，60岁，山西人。2010年9月22日初诊。

主诉： 唇炎20余年，口唇干燥起皮，痒、麻、痛、裂，伴血痂，心烦、失眠、消瘦，脉细，舌质红少津，苔薄白。

论析： 脾胃阴虚，肝肾不足，阴虚内热化燥，无以濡养，故消瘦、唇燥、脉细、舌红少津；虚火扰心，故见心烦、失眠。

［辨证］肝肾不足，阴虚内热之唇炎。

［治法］滋阴润燥，益气生津。

［方药］六味地黄合当归补血汤加减。生地黄、熟地黄各15g，山茱萸15g，生山药30g，茯苓15g，牡丹皮20g，泽泻10g，枸杞子15g，白术30g，黄芪30g，当归15g，甘草10g。6剂，水煎服。

唇膏1盒，外涂患处，每日3～5次。

［方解］肝肾不足，阴虚内热，治当滋补为要。生地黄、熟地黄入肝、肾经，生者长于清热养阴，熟者长于养血滋阴，生、熟兼用以滋养肝肾，为之君。山茱萸补益肝肾；当归归肝、脾经，长于补血养肝，二者助君药滋补肝肾之阴血，为之臣。黄芪、白术、山药益气健脾生血，使生化有源，以补养肝肾；泽泻清热利湿，制熟地黄之滋腻；茯苓渗湿健脾；枸杞子滋阴血，

《本草经疏》赞其"为肝肾真阴不足，劳乏内热补益之要药"；牡丹皮凉血散瘀，清泻虚热，制山茱萸之温热，《本草纲目》云其能"滋阴降火，解斑毒，利咽喉"；取此七味补气健脾、清热益阴，为之佐。甘草补中益气、调和诸药，为之使。全方共奏滋补肝肾、益气养阴之功。

复诊：9月28日。唇干燥起皮明显减轻，不麻痛，心烦减轻，脉细，舌红少津，药证合宜，症有所减。同上方续服10剂，唇膏2盒。外地就诊不便，嘱其服完汤剂，继服六味地黄丸以善其后。

三诊：12月2日。汤剂服完，唇炎大轻，又在当地服10剂，后服地黄丸，连服1个多月，完全好了。再买唇膏备用。

[按语] 本案唇炎反复不愈，用滋补肝肾、益气健脾、养血润燥之法，收效良好。

【验案三】积热瘀血耳暴聋、凉血化瘀热毒清

谢某，男，16岁，高中学生。2011年6月26日来诊。

主诉：突发耳聋住院1周，无效，慕名来诊。1周前紧张劳累，高热，突发耳聋、耳鸣，住院治疗1周无效。素有饮食不节，暴饮暴食，肉食特多，便秘、黑黏不爽。唇炎多年，痤疮、胸背疖肿不断，唇赤、肿痛、裂口、出血、干痒、起皮年余。脉弦细数，舌质红绛，舌苔黄腻，舌体胖大，边有齿痕，舌脉瘀阻，重舌赤肿。

论析：胃强脾弱，能食不能消，积热火毒，血热而瘀，郁火上蒙清窍而突发耳聋、耳鸣；积热内蕴则见便秘、黑黏不爽、唇炎、痤疮、胸背疖肿、脉弦细数、舌红绛、苔黄腻、重舌；舌体

胖大、边有齿痕，为脾虚之征；舌脉瘀阻是气滞血瘀之征。

［辨证］积热火毒，蒙蔽清窍。

［治法］清热解毒，凉血化瘀。

［方药］仿通窍活血汤化裁。牡丹皮 20g，赤芍 20g，山楂 30g，栀子 15g，凌霄花 15g，茺蔚子 30g，地龙 15g，柴胡 12g，黄柏 15g，知母 15g，生地黄 15g，玄参 15g，金银花 30g，连翘 20g，甘草 10g。3 剂。

［方解］血因热而瘀，瘀阻于头部，则蒙蔽清窍而耳聋、耳鸣。取牡丹皮、赤芍、川芎凉血散瘀之功，为之君。取山楂、栀子、凌霄花、茺蔚子、地龙清热凉血、化瘀通络之功，为之臣。以黄柏、知母、生地黄、玄参、金银花、连翘、甘草清热解毒，共为之佐。柴胡辛苦微寒，气味俱薄，性升散而疏泄，入胆经，可引诸药直达病所而治耳聋、耳鸣，为之使。全方共奏清热解毒、凉血化瘀、通窍之功。

复诊：6 月 29 日。大便黑黏不爽，听力有所恢复，外症亦轻。清窍热减，积热未除，上方加枳术消积丸 20g，白头翁 30g，紫草 15g，以消积通腑、清热凉血。4 剂。

三诊：7 月 2 日。大便黑黏甚多、恶臭，轻松舒服，耳聋痊愈、口臭、唇炎亦轻，仍干裂、结痂、脱皮、痛痒，脉细、舌红。证属积热于中、燥热生风，治宜消积导滞、清热解毒、凉血润燥。

调方：枳术丸（吞服）20g，白头翁 30g，焦山楂、焦神曲、焦麦芽（焦三仙）各 15g，生白术 20g，槟榔（大白）15g，葛根 20g，薏苡仁 30g，连翘 20g，牡丹皮 20g，赤芍 20g，凌霄花 15g，紫草 15g，大青叶 30g，蒲公英 30g，甘草 10g。7 剂。

唇膏 1 盒，外涂口唇，每日 3～5 次。

四诊：7 月 9 日。唇炎不痛，痂落，光平红润，大便通畅，饥饿感大减，痤疮、胸背疖肿消失。积除热退，故上方去槟榔、凌霄花，加茯苓 20g，山药 30g，马齿苋 30g，健脾固本、清余热以防复。7 剂。

[按语] 通窍活血汤是治头部血瘀证、耳聋等的名方。本案之因，乃饮食劳倦，伤脾害胃，积热火毒内郁外发，兼血瘀上攻，蒙蔽清窍所致。故重用凉血化瘀、清热解毒之品，令瘀化热退而清窍通，耳聪。但积热已久，继以消积导滞、清肠排毒，釜底抽薪矣。唇膏外涂，清热润燥、敛疮生肌，直达病所，径捷效优，外症外治也。

复发性口疮

一、证治经验

口疮者，口舌生疮也。现代称口腔溃疡，主要表现为口腔肌膜发生表浅溃疡，如豆大小，疮面色黄，中央凹陷，周围肌膜鲜红、凸肿，甚或数疮融合成片状溃疡，灼热疼痛，说话、进食尤甚。若反复发作、缠绵难愈者，称复发性口腔溃疡，属中医口疳、口糜、口疮范畴。其病名最初见于《素问·气交变大论》，"岁金不及，炎火乃行……民病口疮"，将口疮的病因归为火。隋代巢元方《诸病源候论·口舌疮候》云："心气通于舌，脾气通与口，热乘心脾，气冲于口与舌，故令口舌生疮也。"明确指出本病与心脾热盛有关。宋代《圣济总录》中记载："又有胃气弱，谷气少，虚阳上发而为口疮者，不可执一而论，当求其所受之本也。"指出口疮之病机有虚有实，的确符合实际，颇有指导意义。因此，脏腑功能失调、心脾积热、感受暑热、饮食偏嗜、积热胃肠、劳倦过度，均可引起本病发生。正如《杂病源流犀烛·口齿舌病源流》云："脏腑积热则口糜。口糜者，口疮糜烂也。心热亦口糜，口疮多赤……中焦气不足，虚火上泛亦口糜；服凉药不效，阴亏水泛亦口糜；内热亦口糜。"其病机有热毒上攻、脾胃失调、湿热蕴蒸、气虚阴虚之别。实者，多由火热、湿热蕴郁心、脾、胃经，上蒸口腔所致；虚者，以中焦虚寒、元气不足、虚火上炎为多。新病多实，久病多虚，反复缠绵者，当属虚实夹杂、寒热互见。

口疮的病因与平素饮食不节、辛辣炙煿、肥甘厚味、习饮醇酒、劳倦内伤等有关。盖"胃主纳谷，脾主运化……开窍于口"，凡胃强脾弱，积滞化火，或脾胃虚弱，阴火上乘，上蒸口腔。又"舌为心之苗"，李杲云："心火亢盛，乘于脾胃之位。"脾开窍于口，心开窍于舌，足太阴之脉夹咽，连舌本，散舌下。舌为心之苗，舌尖属心肺，舌背中属脾胃，边缘属肝胆，舌根属肾，诸经皆会于舌。脏腑经络失调，五志过极，郁火外发，必见于舌，赤肿溃痛，是为外候。尤以心与舌、脾胃与口、肾与腮关系密切，外候多见。故心脾积热，阴火上扰，脾胃虚弱，血虚化燥，上蒸口舌，灼肌腐肉，发为口疮，这是口疮的主要病机。病本虚而标实，虚者脾胃之气虚，实者阴火之邪扰。故遵李杲"补脾胃泄阴火"为治之大法，内外合治，见效最速。

二、辨证论治

1. **脾胃积热、阴火上扰**

[症状] 疮面凹陷，周围肌膜鲜红、凸肿、痛甚，或有发热。伴口苦、口臭、便秘、溺赤、苔黄、脉数。

[辨证] 积热胃肠，腑气闭塞。

[治法] 消积导滞，通腑泻热。

[方药] 枳术消积丸化裁。焦山楂、焦神曲、焦麦芽（焦三仙）各15g，枳壳15g，槟榔15g，牵牛子12g，炒莱菔子15g，牡丹皮15g，连翘20g，蒲公英30g，生何首乌30g，白术20g，甘草10g。水煎服。

[方解] 饮食不节则胃伤，积滞化热胃火盛，故以焦三仙、枳壳、槟榔、牵牛子消积导滞，积去则热除，故为之君。热盛则酿毒，入血肿痛、溃烂，故以牡丹皮、连翘、蒲公英清热凉血、解毒消肿，为之臣。枳壳、白术消补兼施，祛邪固本；何首乌通腑泻热，排便解毒，共为之佐。甘草解毒而和诸药，为之使。全方共奏消积导滞、清热解毒之功。积热除，腑气通，则外症消，犹釜底抽薪之妙。本方配伍，以功效主次为君臣佐使，突破传统君一、臣二、佐四之制，但其义未变。外科外治，直达病所，径捷效优。辅以柿霜含片，研粉撒疮面，清热解毒、消肿止痛、凉血益阴、生肌敛疮。

2. **脾胃虚弱、血虚化燥**

[症状] 病势稍缓，反复发作，缠绵难愈。疮面色白，周围稍红、微肿，痛也较轻，伴倦怠乏力、纳差便溏、舌淡苔白、舌体胖大、齿痕、脉缓无力等。

[辨证] 脾胃虚弱，阴火上乘。

[治法] 益气健脾，养血清热。

[方药] 补中益气汤加味。黄芪 30g，党参 15g，白术 20g，当归 15g，柴胡 10g，升麻 5g，陈皮 15g，茯苓 20g，薏苡仁 30g，枳壳 15g，牡丹皮 15g，赤芍 15g，五倍子 15g，甘草 10g。

[方解] 血虚则燥热生，脾胃乃气血之化源，故以党参、白术补气健脾，为之君。以黄芪、当归巧为补血汤，亦补气生血、阳生阴长之意也，为之臣。中气不举，以柴胡、枳壳、升麻升清阳补中；茯苓、薏苡仁、陈皮淡渗健脾、利湿和中；牡丹皮、赤芍凉血化瘀；五倍子酸涩敛疮。取此九味淡渗利湿、升阳补中之功，为之佐。甘草补中益气、和诸药而解毒，为之使。全方共奏益气健脾、养血清热之功。

若疮面周围色红者，加蒲公英、车前草以清热消肿；若周围暗红者，加桃仁、红花、牡丹皮、赤芍以活血消瘀；若脾阳虚，手足不温，口冷不渴，舌淡脉迟者，可用附子理中汤加减；若阳虚及肾，形寒怕冷，精神不振，小便清白，舌淡脉迟者，可用桂附地黄汤加减，以温补肾阳，散寒敛疮。外科外治，直达病所，径捷效优。辅以柿霜含片，研粉撒疮面，清热解毒、消肿止痛、凉血益阴、生肌敛疮。

3. 心脾两虚、气阴不足

[症状] 口疮反复，面色萎黄，神疲乏力，心悸失眠，纳呆食少，脉沉细无力，舌质淡，苔薄白。

[辨证] 心脾不足，气血双亏。

[治法] 补益心脾，生肌敛疮。

[方药] 归脾汤加减。黄芪 30g，当归 15g，党参 20g，白术

20g，茯神 20g，炒酸枣仁 15g，远志 15g，桂圆 20g，木香 10g，五倍子 6g，蒲公英 30g，连翘 15g，炙甘草 10g。

[方解] 心主血，脾统血，气生血，气血双亏，故以当归补血汤补气生血，为之君。脾为元气之府，故以参、术助君药补气健脾，为之臣。心主血、藏神，茯神、酸枣仁、远志、桂圆养血安神而宁心；木香理血中之气滞；五倍子酸寒降火以敛疮；血热而瘀口疮生，故以牡丹皮、蒲公英、连翘凉血散瘀而清热。取此六者祛邪扶正、和血敛疮之功，为之佐。甘草补中益气而和谐诸药，为之使。全方共奏益气健脾、养血安神、清热敛疮之功。柿霜含片研粉外撒疮面，以清热解毒、消肿止痛、凉血益阴、生肌敛疮。

三、典型医案

【验案一】脾虚胃热口疮生、消积健脾气阴复

凡某，男，25岁，河南淮阳人，工作于上海市，于 2012 年 10 月 20 日来诊。

主诉：自幼脾胃不好，反复口腔溃疡 10 年，加重 2 年，隔 3～5 日即发，此起彼伏，连续不断。曾用抗生素，非但无效，反致加重，慕名来诊。

刻诊：食少纳呆，胃痛吞酸，饱胀嗳气，口臭便秘，黑黏不爽，头昏眼花，身困乏力，自汗盗汗，五心烦热，劳累后更重；脉弦细数，舌质淡红，尖边赤，苔厚腻，体胖齿痕，舌脉瘀。

论析：口腔溃疡缘由素体脾胃虚弱，加之青年创业、打拼，饮食不节、劳累过度、过用抗生素，重伤脾胃，诸病由生。积热胃肠而食少纳呆、胃痛吞酸、饱胀嗳气、口臭便秘、头昏眼花、身困乏力；阴虚内热则自汗盗汗、五心烦热、遇劳加重、脉弦细

数，舌质淡红、尖边赤；苔厚腻、体胖齿痕、舌脉瘀为脾虚血瘀之象。

[辨证] 肝郁脾虚，积热化火。

[治法] 疏肝健脾，消积清热。

[方药] 自拟方。枳术丸（吞服）20g，槟榔15g，厚朴15g，白头翁30g，连翘20g，蒲公英30g，马齿苋30g，吴萸连15g，枳实15g，生白术30g，甘草10g。7剂，水煎服。

[方解] 首以枳术丸吞服，消积导滞，祛邪扶正，以调脾胃，为之君。积久难消，以槟榔、厚朴消积导滞、下气宽中祛其邪，为之臣。胃肠积热，以白头翁、蒲公英、马齿苋、连翘清胃肠热；肝胃郁热吐酸吞酸，以吴萸连疏肝之郁，清胃之热；积热缘由脾胃之虚，故以枳、术消补兼司。取此三组药，疏肝清热补中，为之佐。甘草调和诸药，为之使。全方共奏疏肝健脾、消积清热之功。

复诊：10月28日。服药后大便先黑后黄，黏稠甚多，吞酸嗳气、脘腹痞胀、口臭明显减轻，口疮不痛，仍自汗盗汗、五心烦热，脉细，舌红，苔薄腻，邪热去，阴液亏，同上方加生地黄、玄参、牡丹皮、地骨皮各15g，养阴清热。7剂。

三诊：11月12日。口疮愈合，大便通畅，自汗、盗汗、手足心热消失，饮食恢复，脉细，舌淡红、苔薄白、齿痕、舌脉瘀。主症已愈，脾虚未复，患者要求带药回上海，遂予以补气健脾、养阴益胃之药。

调方：黄芪20g，党参15g，生白术30g，茯苓20g，枳壳15g，焦山楂、焦神曲、焦麦芽（焦三仙）各15g，辽沙参20g，连翘15g，蒲公英30g，牡丹皮20g，赤芍20g，甘草10g。10剂。

四诊：2013 年 2 月 6 日。近几个月一切尚好，口疮未发，饮食二便正常。刚由上海回来，有点劳累，腰酸腿沉，胃脘不舒，顺便复诊。嘱注意休息，饮食调养，服枳术消积丸即可。

[按语] 口疮缘于胃肠积热最为多见。本案农村小伙，年轻有为，独闯上海，劳累可知，加之自幼脾胃不好，常犯胃病，口疮反复，属肝郁脾虚、阴火上炎、积热胃肠之口疮，虚实夹杂，屡为药伤，久治不愈。脾虚失运，积滞不化，郁久化热，成本虚标实之"积热证"。火热虽盛，但也当忌用苦寒败胃之药。热由积化，欲除热，先消积，积消则热除矣！余热未尽，再辅以药食兼用甘寒凉润之品，清热益阴。缓则治其本，终以补气健脾、养阴益胃为法，固本以防复。此标本缓急，辨证论治，治之有序也。

【验案二】胃肠积热口疮生、消积导滞火毒清

杨某，男，31 岁，洛阳市宜阳县人。2013 年 7 月 7 日初诊。

主诉：口疮反复 3 年，十天半月复发一次。能食且快又多，嗜食辛辣油腻、重口味，流涎磨牙，口臭口苦，便秘恶臭，黑黏不爽，身困乏力，虚汗淋漓，盗汗，手足心热汗出，脉细数，舌质红，苔薄黄，舌胖、有齿痕，舌脉瘀，重舌。

论析：饮食不节，脾胃俱伤，积热火毒，内郁外发，故见以上胃肠积热诸症状。

[辨证] 脾虚失运，积热火毒之口疮。

[治法] 消积导滞，清热健脾，通腑泻热。

[方药] 清胃方化裁。枳术丸（吞服）20g，牡丹皮 15g，连翘 20g，蒲公英 30g，白头翁 30g，炒莱菔子 15g，生何首乌 30g，枳实 15g，白术 20g，甘草 10g。7 剂，水煎服。

[方解] 口疮缘饮食不节脾胃伤，积滞化热胃火盛，故以枳术丸吞服，消积导滞，为之君。热盛酿毒，入血肿痛、溃烂，故以牡丹皮、连翘、蒲公英清热凉血、解毒消肿，为之臣。阳明腑实毒郁，以莱菔子、白头翁、何首乌消积下气、通腑解毒；积缘脾虚，以枳实、白术消补兼施，祛邪扶正防复伤。取此两组药祛邪扶正之功，为之佐。甘草解毒而和诸药，为之使。全方共奏消积导滞、通腑解毒之功。积热除，腑气通，则外症消，犹釜底抽薪也。以柿霜含片研粉撒疮面，有清热解毒、消肿止痛、凉血益阴、生肌敛疮之妙。

复诊：7月14日。服药后，大便泻，每日3～4次，先多后少，黑黏恶臭，轻松舒服，口疮愈合，余症减轻，仍饥饿欲食，脉细数，舌红、重舌。药证相合，证有所减，继上，加苦参10g，以清胃火。

三诊：7月21日。大便每日3次，先黑黏，后变黄，胀消食减，亦不饥饿贪食，脉细数，舌红，重舌轻。积去热减，气阴未复，拟益气养阴、健脾固本。

调方：黄芪20g，党参15g，生白术30g，茯苓20g，枳壳15g，马齿苋30g，辽沙参20g，蒲公英30g，牡丹皮20g，生地黄15g，甘草10g。7剂。

湿 疹

一、证治经验

湿疹是一种积热火毒、湿热内蕴外发的炎症性皮肤病，以皮损、疱疹、流水、奇痒为特征。湿疹可发生于任何年龄、任何部位、任何季节，但常在冬季复发或加剧。现代医学认为该病是复杂的内外因子引起的一种迟发型变态反应性皮肤病。其病因复杂，是内外因相互作用的结果，严重影响患者的生活质量。我国一般人群患病率约为 7.5%，美国为 10.7%。近年来湿疹的发病率呈上升趋势，与生活方式有关。湿疹属中医"浸淫疮"范畴，其病因可概括为外感六淫疫毒侵袭，内由饮食不节、嗜食肥甘，脾胃俱伤，湿由内生、积热火毒、湿热内蕴，内郁外发所致。内因是基础，外因是条件，内因起决定性作用。所以，中医主张内外合攻，以凉血化瘀、燥湿拔毒、祛风止痒治其标，健脾化湿、祛风解毒、增强免疫、扶正固本以防复。标本兼顾，使邪去正复。

根据病情轻重、病程阶段不同，湿疹又可分为急性湿疹、亚急性湿疹、慢性湿疹三种：①急性湿疹。皮损初为多数密集的粟粒样丘疹、丘疱疹或小水疱，基底潮红，逐渐融合成片，因痒而搔抓，则呈渗出、糜烂，边缘不清。如继发感染，炎症更明显，可形成脓疱、脓痂、毛囊炎、疖肿等，剧烈瘙痒。好发于头面、耳后、胸背、四肢远端、阴囊、肛周、眼睑等处，泛发性湿疹多部位同见，对称分布。②亚急性湿疹。急性湿疹炎症减轻后，皮损以小丘疹、结痂和鳞屑为主，仅见少量丘疱疹及糜烂，仍有剧烈瘙痒。③慢性湿疹。常因急性、亚急性湿疹反复发作不愈而转为慢性湿疹，也可开始即为慢性湿疹，表现为患处皮肤增厚、浸润，棕红色或色素沉着，表面粗糙，覆鳞屑，或因抓破而结痂，仍觉瘙痒剧烈。常见于小腿、手、足、肘窝、腘窝、外阴、肛门等处。病程不定，易复发，经久不愈。

针对湿疹积热火毒、湿热内蕴，内郁外发之病机，内以健脾化湿、消积导滞、清热解毒，祛邪以固本；并以凉血化瘀、祛风止痒，祛邪以治标。标本兼顾，使邪去正复。专病专药之验方制剂：内服有除湿拔毒丹，外用有湿疹散。

二、辨证论治

1.湿热内蕴、火毒外发

[症状]全身多处皮肤疱疹糜烂、流水浸淫、基底潮红、赤肿奇痒，脉弦滑数，舌质暗红，苔黄厚腻，舌体胖大，边有齿痕，舌脉瘀阻。

[辨证]湿热内蕴、血热化燥，火毒外发。

[治法]清热凉血，除湿解毒，祛风止痒。

[方药]除湿汤（赵炳南方）化裁。威灵仙15g，白鲜皮15g，徐长卿30g，蒺藜15g，黄芩15g，黄连12g，牡丹皮20g，当归12g，赤芍20g，栀子15g，大青叶30g，紫草15g，薏苡仁30g，土茯苓20g，地肤子30g。水煎服。

[方解]湿热内蕴为湿疹之内因。威灵仙辛散温通，祛风除湿；徐长卿祛风胜湿、散瘀止痛。取二者祛风除湿、散瘀止痛之功，为之君。湿郁化热，以黄芩、黄连苦寒燥湿清热，为之臣。热血化燥生风则痒，以牡丹皮、当归、赤芍、栀子、大青叶、紫草凉血活血解毒；湿郁化热则成毒，以薏苡仁、土茯苓清热利湿解毒；风盛则痒，蒺藜能散风止痒、苦燥胜湿，白鲜皮清热解毒、除湿祛风，治湿热疮疡。取此几味，凉血解毒、清热利湿、散风止痒，治湿热疮疡，为之佐。地肤子内清湿热，又入膀胱，引诸药走表，外散皮肤之风而止痒，为之使。全方共奏清热凉血、除湿解毒、祛风止痒之功。配外用专科专病之湿疹散直达

病所，以燥湿、祛风、止痒。

2. 脾虚湿阻、血热火毒

[症状] 脊背、腋下等多处红疹、奇痒，搔抓出血流水，五心烦热，失眠，背痛，便秘。脉细数，舌质红，舌体胖、有齿痕，舌脉瘀。

[辨证] 阴虚血热，化燥生风。

[治法] 清热凉血，润燥化瘀。

[方药] 黄连解毒汤加味。黄连10g，栀子15g，黄芩15g，黄柏10g，生地黄15g，牡丹皮2g，赤芍20g，当归15g，生何首乌30g，山楂20g，白鲜皮15g，徐长卿30g，地肤子30g，甘草10g。水煎服。

[方解] 诸痛痒疮皆属心火，首重清热泻火、凉血解毒。黄连、栀子苦寒，清热燥湿、泻火解毒，为之君。黄芩、黄柏苦寒燥湿，泻火解毒，为之臣。生地黄、牡丹皮、赤芍、当归、山楂、生何首乌清热凉血、养阴除蒸；白鲜皮苦寒，清热祛风、除湿解毒；徐长卿辛苦温，祛风胜湿。取此几味清热凉血、祛风胜湿之功，为之佐。膀胱主一身之表，地肤子辛苦寒，入膀胱经，引诸药走表，苦寒清热、凉血解毒、祛风止痒，为之使。全方共奏清热凉血、润燥化瘀之功。

3. 婴儿湿疹

[症状] 婴儿湿疹多见于面部、耳后、颈项部，呈粟粒样红色丘疹，瘙痒欲抓，皮损糜烂，伴黏液绿便，烦躁不安。此与母乳有关，或妊娠期嗜食辛辣、厚味，积热火毒、湿热内蕴，由母乳转移婴儿，热蒸汗出而发病。故当从母论治，乳母代服药，或母子同服。

［辨证］乳母积热，胎毒湿盛。

［治法］健脾利湿，清热解毒。

［方药］清泻银翘饮化裁。金银花 5g，连翘 10g，竹茹 5g，蒲公英 20g，土茯苓 6g，马齿苋 30g，白术 20g，薏苡仁 15g，车前草 15g，甘草 5g。1 剂，水煎两遍，母代服，当茶频频而饮，"产后不宜凉"，不可骤饮。

［方解］婴儿湿疹由于湿热为患，无论胎毒或母热，皆宜清利，故以白术、薏苡仁健脾利湿祛其邪，为之君。以土茯苓、竹茹清热解毒，为之臣。热郁胃肠，烦热生，故以连翘、金银花、蒲公英、马齿苋清热泻火，为之佐。车前草、甘草利湿解毒、调和诸药，为之使。全方共奏健脾利温、清热解毒之功。乳母代服，或母子同服，湿去热除、毒解而母子皆安。

三、典型医案

【验案一】积热火毒成湿疹、消积化湿解热毒

于某，女，32 岁。2016 年 1 月 16 日初诊。

主诉：胸背急性湿疹 5 日，背部尤多，水疱大如石榴子，小如绿豆，密布奇痒难忍，流水。素来饮食不节，暴饮暴食，嗜食辛辣、肥甘厚腻，口臭口疮，便秘恶臭，黑黏不爽，便前腹痛，便后即止，矢气频频，五心烦热汗出，自汗盗汗。月经提前，量少色黑，末次为 1 月 1 日。白带色黄，有异味。脉沉弦滑数，舌质红，苔黄厚腻，舌体胖大，边有齿痕，舌脉瘀阻，重舌赤肿。

论析：饮食不节，肥甘厚腻，积滞化热，湿热火毒，内郁外发而见上述诸症。

［辨证］肝郁脾虚，积热火毒，内郁外发。

　　［治法］消积导滞，通腑泻热，清热解毒。

　　［方药］白头翁 30g，槟榔 15g，大黄 15g，枳实 15g，土茯苓 20g，苦参 12g，生何首乌 30g，徐长卿 30g，蒺藜 15g，大青叶 30g，蜀羊泉 30g，黄连 12g，栀子 15g，牡丹皮 20g，地骨皮 15g，生白术 30g，甘草 10g。7 剂，水煎服。

　　［方解］阳明多气多血，最易化成火毒，湿热火毒，内郁外发，而成湿疹，故首清胃肠积热。白头翁苦寒，入手足阳明胃与大肠经也，清热解毒，为之君。以槟榔、大黄、枳实苦寒通腑泻下，逐秽排毒，驱邪外出，为之臣。血分热毒，当凉血解毒，取大青叶、黄连、栀子、牡丹皮、地骨皮、土茯苓、苦参、生何首乌凉血解毒、清热利湿；合徐长卿、蒺藜辛苦温之性，祛风胜湿、止痒，共为之佐。生白术、甘草健脾补中，固本解毒，以调和诸药，为之使。全方共奏消积导滞、通腑泻热、清热解毒之功。

　　复诊：1 月 23 日。大便每日 2 次，黑黏恶臭、量多，便前腹痛消失。4 剂后痒轻，7 剂药服完，疹消、痒止，脱皮留印，积消热除，湿毒已减，但余毒未尽。继上方去大黄、苦参，加连翘 20g，蒲公英 30g，牵牛子 10g，赤芍 20g，7 剂。

　　三诊：1 月 31 日。服完 7 剂，大便由黑黏渐变黄，口臭消失，饥饿感大减，胸背湿疹全消，因常出差，不便服汤剂，故嘱其改变生活方式，饮食有节外，制作除湿拔毒丹一料，每次 6g，每日 2 次，温开水送服，以资巩固。

　　［按语］本案急性湿疹，来势汹汹，奇痒难忍，肿烂流水。治疗抓住肝郁脾虚，积热火毒，内郁外发之病机，重拳出击，急予消积导滞、通腑泻热、清热解毒汤剂，祛邪为要。后面强调饮

食有节，祛邪扶正相合，固本以防复。

【验案二】婴儿湿疹缘母热、健脾渗利湿毒清

夏某，女，未满月，郑州市星月小区。2014 年 6 月 5 日初诊。

奶奶代诉：女婴吃奶足，近十多天面部、耳后、小腿多处出现米粒样小疹，搔破流水，烦躁不安，大便泻，每日 3～4 次，夹绿黏条、奶瓣。指纹紫，苔腻。其母怀孕间好吃辛辣油腻、重口味，便秘。

论析：乳母积热，由乳汁移热于女，湿热蕴蒸，外发湿疹。

［辨证］乳母积热，湿热蕴蒸。

［治法］健脾利湿，清热解毒。

［方药］清泻银翘饮化裁。白术 20g，薏苡仁 15g，山楂 20g，金银花 5g，连翘 10g，竹茹 5g，蒲公英 20g，土茯苓 6g，马齿苋 30g，车前草 15g，甘草 5g。3 剂。每剂药水煎两遍，母代服，当茶频频而饮，"产后不宜凉"，不可骤饮。

［方解］婴儿湿疹，湿热为患，无论胎毒或母热，皆宜清利，故以白术、薏苡仁、山楂健脾消积、利湿祛邪扶正，为之君。疹由湿热生，故以土茯苓、车前草、竹茹清热解毒，为之臣。热郁胃肠，烦热生，故以连翘、金银花、蒲公英、马齿苋清热解毒、泻火，为之佐。甘草解毒补中、调和诸药，为之使。全方共奏健脾利温、清热解毒之功。乳母代服，或母子同服，湿去、热除、毒解而母子皆安。

复诊：6 月 9 日。3 剂药，母女同服，湿疹、腹泻消。大便稠、色黄，无乳瓣，每日 2 次。

［按语］婴儿湿疹治宜清凉，但由母代儿服药，又有"产后

不宜凉"之诫，故少而频服，缓其治也。本案用药虽凉，但佐以健脾补中之品，速效而未见不良反应，诚可谓："有故无殒，亦无殒矣！"

疖　肿

一、证治经验

痈疖肿毒，无论大小，皆因积热火毒为患，小者为疖，大者为痈，热毒大小而已。热毒之由，大多肝郁气滞，积热于中，脾失健运，湿由内生，阳明热盛，气郁湿阻，循环障碍，导致气滞血瘀，化火成毒，则痈疖肿毒成矣。所发部位不同，病邪亦异。上焦头面多为风热，中焦胸背多火毒，下焦腰以下多为湿热。此病须及早处理，疏肝理气，清热解毒，消散以绝后患。若失治误治，或热毒壅盛，脓毒已成，则应促其外溃，或切开引流，正所谓："疮大疮小，脓出即好。"溃后清热排毒，收敛生肌，促进愈合。

二、辨证论治

[症状] 胸背、头颈、发际多发小疖肿，甚至成痈，红肿热痛，伴口臭、便秘，脉弦数，舌质红，苔黄腻，舌体胖大有齿痕，舌脉瘀。

[辨证] 肝郁气滞，湿热郁毒。

[治法] 清热解毒，化瘀消肿。

[方药] 五味消毒饮加味。金银花30g，野菊花15g，蒲公

英 30g，紫花地丁 20g，天葵子 10g，连翘 20g，黄连 10g，赤芍 15g，牡丹皮 20g，炒山楂 30g，甘草 10g。

［方解］疖肿之成，热毒为患，故以金银花、野菊花清热解毒，为之君。以蒲公英、紫花地丁解毒消痈，为之臣。血热肿痛，以天葵子、连翘、黄连、赤芍、牡丹皮凉血散瘀、解毒消肿，炒山楂消积化瘀为之佐。甘草清热解毒，为之使。全方共奏清热解毒、化瘀消肿之功。视疖肿痈疮大小、轻重，量方药剂量加减，适当治之，以消散为贵。外科外治，直达病所，可外涂麝珠消炎酊，以清热消肿促消散。如红肿痛热较甚，可用脱脂棉蘸消炎酊湿敷患处，其效更捷。

三、典型医案

【验案一】

赵某，腰间出一小疖肿，3 日后大如拳，红肿痛热俱现，急予五味消毒饮 2 剂，外湿敷麝珠消炎酊，3 日痊愈，内外合治，消散之法，最为理想。

【验案二】

姜某，阑尾炎术后感染，刀口化脓，脱线外翻，红肿，局部湿敷麝珠消炎酊，3 日脓净，7 日愈合，继湿敷 3 日巩固。

【验案三】胸背疖肿痤疮生、积热火毒郁而发

侯某，女，24 岁，市邮局职工。2008 年 5 月 16 日初诊。

主诉：胸背、颈项及头皮多发疖肿 2 年，红肿热痛，此起彼伏，时轻时重，经期面部口周、前额痤疮尤多。平素饮食不节，

嗜食辛辣油腻、重口味，口臭便秘，便前腹痛，便后即止，3～5日一次，干如羊屎。月经提前、量少、色黑。脉弦数，舌质红，苔黄腻，舌体胖、齿痕，舌脉瘀、重舌赤肿。

论析：饮食不节，积热火毒，内郁外发，故见上述一派积热火毒征象。

［辨证］积热火毒，内郁外发之疖肿、痤疮。

［治法］消积化瘀，清热解毒。

［方药］五味消毒饮加味。枳术丸（吞服）20g，白头翁30g，金银花30g，野菊花15g，蒲公英30g，紫花地丁20g，天葵子10g，连翘20g，黄连10g，赤芍15g，牡丹皮20g，甘草10g。7剂，水煎服。

麝珠消炎酊1瓶，涂患处，每日3～4次。

［方解］疖肿之成，热毒为患，源于饮食不节，积热火毒，故以枳术丸（吞服）消积导滞清胃火是关键，积消热除胃火清，则十二经之火熄，为之君。热盛毒壅，以白头翁、金银花、野菊花清热解毒，为之臣。火毒灼肉为之痛，以蒲公英、紫花地丁解毒消痈；血热肿痛疮疖生，以天葵子、连翘、黄连、赤芍、牡丹皮凉血散瘀、解毒消肿。取此两组药，凉血散瘀、解毒消肿，为之佐。甘草清热解毒，为之使。全方共奏清热解毒、化瘀消肿之功。视疖肿痤疮大小、轻重，量剂加减治之，以消散为贵。

复诊：5月23日。服2剂后，大便每日3次，头干、后溏，黑黏恶臭甚多，轻松舒服，7剂药服完，诸症减轻，脉细，舌红、苔薄腻、重舌。积热火毒已减，阴虚未复，同上方加生地黄15g，玄参20g。7剂。

三诊：5月30日。大便每日2次，通畅、不黑黏，痤疮、疖肿消，脉细，舌淡红、齿痕、重舌轻。积热去，瘀毒消，脾虚未复，予枳术消积丸、六君子丸消补兼司，巩固善后。

[按语] 疖肿、痤疮是常见、多发病，尤其青少年多患，皆与生活方式密切相关。当前物质丰富，美食诱惑无法抗拒，暴饮暴食、辛辣炙煿、肥甘厚味、夜猫生活，致使积热火毒，内郁外发，所以，应注意饮食有节，起居有常，勿积食，常排毒，防病于未然。正如汉代养生学家王充所言："欲长生，肠常清。"

带状疱疹

一、证治经验

带状疱疹是一种病毒性皮肤病，由水痘－带状疱疹病毒侵犯鼻黏膜外胚层结构及感觉神经系统组织引起，多发于肝郁、积热、免疫力低下之人，来势凶猛，疼痛剧烈，病情危急，后遗症严重，必须及时、正确辨治，力争速愈，缩短病程，避免神经损伤或造成严重疼痛的后遗症。本病属中医"缠腰火丹"范畴。中医认为本病内由肝郁化火或湿热内蕴，外由感受疫毒病邪诱发，多发于胸背腰间，赤如丹，状似疱，形如蛇，痛如刀割火燎，心烦易怒、躁动不安，难以忍受。中医治疗具有明显优势，内外合治，高效、速效，少有后遗症。临证常内用"疏肝解郁、泻火解毒"之汤剂，外用喷剂直达病所，以清热解毒、凉血止痛、化瘀敛疱，内外合治，事半功倍。

二、辨证论治

［症状］多发于胸背腰间，皮肤红肿热痛，起小丘疹，赤如丹，状似水疱，痛如刀割火燎，心烦易怒，躁动不安，难以忍受，皮损疮面流水，结痂。脉弦数，舌质红，苔薄黄。

［辨证］肝郁化火，血热毒盛。

［治法］疏肝解郁，泻火解毒。

［方药］龙胆泻肝汤化裁。柴胡 12g，黄芩 15g，龙胆草 12g，栀子 15g，车前草 30g，茵陈 20g，木通 10g，大黄 15g，生地黄 15g，甘草 10g，牡丹皮 20g，赤芍 20g，金银花 20g，蒲公英 30g。水煎服。

［方解］本症为肝郁化火，故以柴胡、黄芩、龙胆草疏肝泻火清其热，为之君。湿热内郁，以栀子、茵陈、车前草清热利湿，为之臣。热入血分，充斥三焦，以大黄、生地黄、牡丹皮、赤芍、蒲公英、金银花、木通清热解毒、凉血化瘀、通络止痛，导湿热之邪由小便出也，为之佐。甘草和中解毒，为之使。全方共奏疏肝解郁、泻火解毒之功，主攻其内毒，釜底抽薪也；合疱疹酊喷剂，免刺激疮面之痛，如雾之润，直达病所，以清热解毒、化瘀止痛，外科外治也。

附：疱疹酊喷剂

处方：青黛 10g，冰片 3g，雄黄 6g，马钱子 2g，五倍子 6g，白及 6g，生大黄 10g，蜈蚣 2g，紫草 5g，黄柏 10g，金银花 30g。

工艺：前三味研细备用。余药粉碎，浸入 75% 乙醇 250mL 中，浸 7 日后，滤过；药渣加水 100mL，文火密闭冷却回流法煮

10 分钟，滤过，备用。

配制：将研细药粉加入两次滤液中，摇匀溶化，低温冷冻 5 日后滤过，取上清液，再加米醋（50mL）、蒸馏水至 200mL，混匀，分装于 10mL 喷瓶，冷藏。

用法：喷患处，每日 3 ～ 5 次。

功能：清热解毒、消肿止痛、凉血敛疮。

主治：带状疱疹。

三、典型医案

【验案】肝郁火毒疱疹症、疏肝解郁清火毒

袁某，男，50 岁，安徽省芜湖人。2015 年 12 月 1 日初诊。

主诉：腰及左胁下起疱疹 4 日，剧痛难忍，诊为带状疱疹，打针吊瓶 3 日，痛不止，疱更多。伴饱胀、嗳气、大便干结，7 日未便，便前腹痛，便后痛止。嗜食辛辣厚味，烟酒无度，熬夜。脉弦细数，舌红、苔腻，舌体胖大有齿痕，舌脉瘀。

论析：饮食劳倦，脾胃俱伤，积热胃肠，火毒内郁外发，气阴耗损，故见以上症状。从而加重疾病进程的复杂性。

［辨证］肝胃郁热，火毒外发。

［治法］疏肝清胃，清热解毒。

［方药］龙胆泻肝汤化裁。柴胡 15g，黄芩 15g，大黄 15g，白头翁 30g，生何首乌 30g，车前草 30g，木通 10g，金银花 20g，连翘 20g，龙胆草 10g，栀子 15g，生地黄 15g，牡丹皮 20g，甘草 10g。7 剂，水煎服。

疱疹酊喷剂，每日 3 ～ 5 次，以清热解毒、化瘀止痛。

［方解］带状疱疹由肝胃郁热火毒而发。肝喜条达，柴胡、

黄芩疏肝理气清郁热，为之君。胃肠属腑，以通为用，大黄通秘结、导瘀血；白头翁、生何首乌通便解毒。取三者清热解毒、润肠通便之功，为之臣。中焦郁热，火毒外发，以金银花、连翘、龙胆草、栀子清热泻火；以生地黄、牡丹皮凉血解毒；以车前草、木通导湿热外出。取此几味清火解毒、导湿热外出，为之佐。甘草解毒补中，为之使。全方共奏疏肝清胃、化瘀解毒之功。

复诊：2015 年 12 月 8 日。服药 3 日后，大便 1 次，头干后黏，恶臭甚多，轻松舒服，2 日后又便 1 次，黑黏恶臭，饱胀、嗳气，便前腹痛轻。疱疹无新出，部分结痂，痛轻，仍痒。脉细数，舌红、苔薄白，舌体胖大有齿痕，舌脉瘀。药证相符，证有所减，余毒未尽，继上方 7 剂。

三诊：2015 年 12 月 15 日。疱疹消失，不痛不痒，有麻木感，同上方再服 7 剂。

四诊：2016 年 1 月 12 日。一般情况尚好，局部麻木感消失，疮面平整，色素沉着，能吃，多则腹胀，大便时有黑黏。脉细，舌淡红、苔薄白，舌体胖大有齿痕，舌脉瘀。积热火毒已消，脾虚未复，拟益气健脾、养阴补肾方。

黄芪 30g，党参 20g，白术 20g，茯苓 20g，山楂 30g，鸡血藤 30g，当归 15g，生地黄、熟地黄各 15g，山茱萸 15g，陈皮15g，川厚朴 12g，甘草 10g。14 剂。

[按语] 带状疱疹之发，缘邪实正虚，当速祛其邪，防其变，避免神经损伤疼痛之后遗症。本案由饮食不节，嗜食肥甘，致肝胃郁热，积热火毒内郁损正，正不胜邪，外发带状疱疹。急则治其标，拟疏肝清胃、通腑泻热、解毒化瘀，祛邪为要，釜底抽薪

也！邪去正安，并以疱疹酊喷剂外治，直达病所，以凉血解毒、止痛敛疮，内外合攻，效之速也。终以益气健脾、养阴补肾、活血通络，扶正固本，以防复也。

痤 疮

一、证治经验

痤疮是发于面部、毛囊与皮脂腺的炎症性、丘疹样皮肤病。皮损明显，轻重不一，红肿热痛，有白头，可化脓，单发，或多发连片，俗称白不老、青春痘，属中医"粉刺"范畴。此为肺胃郁热，热毒外发而成痤疮，故口鼻周围、额头等阳明胃经循经处尤为集中、连片。

肺主皮毛，脾主肌肉，肺胃郁热，积热火毒，内郁外发而成丘疹。胃热之源，多为饮食不节，暴饮暴食，嗜食辛辣，肥甘厚腻，以致胃强脾弱，能食不能消，积热于胃，上蒸于肺，故肺胃郁热，积热火毒充斥三焦，血热毒盛，内郁外发，甚则胸、背、颈、项、头皮疖肿。常伴有消谷善饥、口臭便秘、黑黏不爽、五心烦热、自汗盗汗等；或因血热而月经提前，量少、色黑，白带黄，心烦易怒。

针对积热火毒病机，防治强调饮食有节、均衡营养，勿食辛辣油腻，少熬夜，作息规律。积为因，热为机，病为果，故首先消积导滞清胃火，积消则热除矣；并通腑泻热排肠毒，祛其邪，犹釜底抽薪也，邪去则正安。继以凉血解毒，消肿化瘀，痤疮自消。终以益气养阴，健脾固本，以防复也。

二、辨证论治

1. 肺胃郁热

［症状］面部痤疮蜂起，伴暴饮暴食，消谷善饥，口臭，便秘或便下黑黏不爽，手足心热，汗出，月经不调，脉弦细数，舌质红，舌体胖，边有齿痕，重舌赤肿。

［辨证］肺胃郁热，火毒外发。

［治法］消积解毒，通腑泻热。

［方药］消积解毒方加减。枳术丸（吞服）20g，白头翁30g，连翘20g，蒲公英30g，牡丹皮20g，大青叶30g，地骨皮15g，栀子12g，黄芩12g，甘草10g。

［方解］积热胃肠，故以枳术丸吞服，消积导滞，通腑泻热，为之君。黄芩、白头翁清肠排毒，为之臣。胃热则消谷善饥，以连翘、蒲公英、牡丹皮、栀子清热；骨蒸潮热，以大青叶、地骨皮凉血清热除蒸。取此六味清热解毒、凉血除蒸之功，为之佐。甘草和诸药而解毒，为之使。全方共奏消积导滞、清热解毒之功。外治以麝珠消炎酊涂患处。

2. 气滞血瘀

［症状］胸背疖肿，面部痤疮，月经提前，经前乳房胀痛，痤疮尤多，心烦易怒，经来或痛或少或暗，骨蒸潮热，脉弦细数，舌红少苔，舌脉瘀阻，重舌。

［辨证］肝郁脾虚，血热而瘀。

［治法］疏肝健脾，凉血化瘀。

［方药］丹栀逍遥散加味。柴胡12g，枳壳15g，生白术20g，茯苓15g，当归12g，赤芍20g，凌霄花12g，牡丹皮20g，

栀子 12g，连翘 20g，蒲公英 30g，甘草 10g。

［方解］肝喜条达，以柴胡、枳壳疏肝理气，为之君。土虚则木乘，生白术、茯苓健脾实土，土旺则不受邪，为之臣。血热而瘀，以当归、赤芍、凌霄花、牡丹皮、栀子、连翘、蒲公英凉血化瘀，为之佐。甘草调和诸药，为之使。全方共奏疏肝健脾、凉血化瘀之功。

麝珠消炎酊 1 支，涂患处，每日 3 ～ 4 次。

三、典型医案

【验案一】肺胃郁热痤疮发、消导通腑热毒清

李某，男，52 岁，黑龙江省双鸭山市干部。2013 年 11 月 12 日来诊。

主诉：疖肿、痤疮 16 年。鼻口周围、额头满布，胸背疖肿化脓。辄因饮酒、食辛辣油腻、熬夜即加重。素有饮食不节、暴饮暴食，嗜食肥甘厚腻、辛辣炙煿，消谷善饥，饱胀、口臭、口苦口干。大便黑黏不爽，每日 2 ～ 3 次，或便干，2 ～ 3 日 1 次。手足心热、自汗盗汗，心烦失眠，身困乏力，易汗出，动则益甚。曾到北京等大医院求治无效。血糖偏高。脉沉细数，舌质红无苔，舌体胖大、齿痕，重舌。

论析：饮食不节，暴饮暴食，嗜食肥甘厚腻、辛辣炙煿，致积热火毒外发，而见疖肿、痤疮、消谷善饥、饱胀、口臭、口苦口干、大便黑黏不爽；阴虚内热而见手足心热、自汗盗汗、心烦失眠、脉沉细数、舌质红无苔、重舌；脾气虚而舌体胖大有齿痕，身困乏力，易汗出，动则益甚。

［辨证］肝郁脾虚，积热火毒。

［治法］消积导滞，凉血解毒。

［方药］枳术消积丸（吞服）20g，生何首乌20g，白头翁30g，牡丹皮20g，赤芍20g，大青叶30g，龙葵30g，栀子15g，地骨皮15g，玉竹15g，吴茱连15g，连翘20g，金银花20g，蒲公英30g，甘草10g。10剂，水煎服。

麝珠消炎酊2瓶，涂患处，每日3～5次。

［方解］积热为患，急当消积导滞、通腑泻热，故以枳术消积丸为之君。取生何首乌、白头翁，以其清热解毒之力助君药通腑排毒，为之臣。血热毒盛，取牡丹皮、赤芍、大青叶、龙葵、栀子、地骨皮、连翘、金银花、蒲公英凉血散瘀、清热解毒；玉竹养阴健脾；吴茱连疏肝之郁，清胃之热而制酸，共为之佐。甘草和诸药而解毒，为之使。全方共奏消积导滞、凉血解毒、通腑泻热之功。

电子函（2013年11月30日）：用药后，先泻黑黏大便甚多，轻松舒服，后变黄成形，爽利，每日2次，饥饿感大减，食量减少，饮食正常。胸背疖肿、痤疮减轻。请寄枳术消积丸2袋、麝珠消炎酊3瓶。

电子函（2014年1月8日）：现在眉头、前额及面部痤疮消失，面赤、烘热消退，鼻子也不红了，大便顺畅，每日1～2次，口苦口臭消失，能睡梦多。请再寄2袋枳术消积丸。

电子函（2014年4月20日）：2013年11月12日在你处治疗到现在，已经有5个多月了，效果显著，至今胸背疖肿及眼眉、额头面部、口周、鼻头痤疮未复发，鼻子也不红了。大便也很顺畅（每日1～2次），清晨起床后偶尔有口苦的感觉。

［按语］本案属饮食不节，暴饮暴食肥甘厚腻，伤脾害胃，

健运失司，积热火毒内郁外发，以致疖肿、痤疮不断，久治不愈。"治病必求于本"，积热为本，积不去，热不除。本案内蕴积热，单从皮肤外治，又不节制饮食，何以愈矣？积热为患，急当消积导滞、通腑泻热重剂祛其邪，合以凉血解毒治其本。因外地路途遥远不便，故首诊辨证论治，以汤剂荡涤祛邪，重拳出击，并以枳术消积丸、麝珠消炎酊内外合攻，祛邪为要。后以电子信函交流指导，十六年顽疾，不足半年痊愈。

【验案二】脾虚积热痤疮生、健脾消积通腑灵

王某，女，48岁，干部。2010年8月24日初诊。

主诉：面部痤疮2年余，加重半年。面赤如丹，痤疮满布，红肿热痛。曾服抗生素治疗，痤疮未愈，又加胃痛（素有胃痛史），吞酸；便秘，3～4日1次，干如羊屎；脉细弦数，舌质淡红，苔薄黄，舌体胖大、边有齿痕，舌下郁热、重舌，舌脉瘀阻。2009年胃镜示：浅表性胃炎。

论析：素体脾虚，纳运失司，积热于内而见痤疮、胃痛、便秘等症；血热而瘀，故见舌脉瘀；脉细、舌淡、齿痕，为脾虚之征。

［辨证］积热火毒，腑气闭塞。

［治法］消积导滞，清热通腑。

［方药］通腑宁浓缩丸化裁。枳实15g，生白术30g，炒莱菔子20g，牵牛子10g，槟榔15g，决明子30g，生何首乌30g，大青叶30g，赤芍20g，牡丹皮20g，连翘20g，蒲公英30g，甘草6g。7剂，水煎服。

［方解］饮食不节，脾胃俱伤，纳运失司，积热胃肠，取枳术消积丸消补兼施，以复健运，为之君。炒莱菔子、槟榔、牵牛

子消积导滞、下气宽中，为之臣。积热腑实，以生何首乌、决明子通腑泻热、润肠通便；热盛血瘀，以赤芍、牡丹皮清热凉血散血；蒲公英、连翘、大青叶清热解毒、凉血化斑，令气血两清。取此七味通腑泻热、凉血解毒，去其邪，为之佐。甘草调和诸药，为之使。全方共奏消积导滞、清热通腑、凉血解毒之功。

胃康胶囊，0.5g×60 粒×6 瓶，每次 4 丸，每日 3 次，饭后1～2 小时服。

二诊：8 月 31 日。大便黑黏甚多，每日 3 次，不爽，面不红，痤疮减轻，红肿热痛全消，手心热。脉细，舌质淡红，苔白腻，舌脉瘀。邪去大半，余热未清。同上方加地骨皮 15g，焦山楂、焦神曲、焦麦芽（焦三仙）各 15g，7 剂。

三诊：9 月 7 日。大便通畅，每日 1 次，胃不痛，诸症全消。脉细，舌质淡红，苔薄白，舌脉瘀。同上方继服 7 剂，继服胃康胶囊，以健脾益气、活血化瘀、固本防复。

[按语] 胃肠属腑，泻而不藏。本案由于长期饮食不节，嗜食肥甘，积热酿生火毒，纳运失司，腑气闭塞，邪无出路，阴火上犯，毒发颜面。急则治其标，先以消积导滞、通腑泻热、清热解毒之法治之，诸症消；缓则治其本，以胃康胶囊健脾益气、活血化瘀、固本防复。

天疱疮

一、证治经验

天疱疮是一种比较严重的自身免疫性皮肤病，多发于青少年、老年人。临床可见皮肤起红斑、水疱，其薄壁、易破，出现糜烂、感染等局部症状，常伴有瘙痒、疼痛、发热、舌质红、苔黄腻、脉弦滑数等全身表现，好发于腋窝、乳房下、腹股沟、外阴、肛门，严重者遍及全身。通常可分为寻常型天疱疮、增殖型天疱疮、红斑型天疱疮3种。本病属中医"浸淫疮"范畴。中医认为其病由内蕴湿热，外感风热湿毒，故名"浸淫疮"。饮食不节，脾胃俱伤，纳运失司，气虚湿阻，抗病力低下为其内因基础，故治疗以健脾利湿、清热解毒、祛风止痒为法。

二、辨证论治

［症状］皮肤起红斑、水疱，糜烂、瘙痒；伴疼痛、发热、胸闷、气短，脉弦滑数，舌质红，苔黄厚腻，舌体胖、齿痕。

［辨证］内蕴湿热，外感湿毒。

［治法］清热解毒，祛风利湿。

［方药］天疱疮方加味。金银花15g，连翘20g，黄芩15g，茵陈30g，蒲公英30g，土茯苓20g，栀子15g，牡丹皮20g，赤芍15g，地肤子30g，白鲜皮15g，甘草10g。

［方解］天疱疮乃湿热毒盛，以金银花、连翘清热解毒，为之君。黄芩、茵陈利湿清热，为之臣。除风先活血，以栀子、牡丹皮、赤芍凉血化瘀，则血活风息；蒲公英、土茯苓利湿解毒；地肤子、白鲜皮辛苦寒，入脾胃，内清湿热，外散皮肤之风。取此七味清热解毒、除湿祛风之功，为之佐。甘草清热解毒，为之使。全方共奏清热解毒、祛风利湿之功。在农村，时值夏秋见此病者，暑湿热盛，可就地取材，常用鲜草药制四鲜饮：取蒲公英、龙葵、芦根、车前草（均用鲜品），水煎服，利湿清热解毒

甚效，简便廉验。

三、典型医案

【验案一】湿热蕴毒天疱疮、清热解毒邪尽除

李某，女，15 岁，学生。2008 年 2 月 21 日来诊。

主诉：感冒发热 39℃，全身发脓疱疮 6 日。伴咽痛，头面、颈项发红斑，在某医院按感冒输液治疗 6 日，症未减，红斑变脓疱，周围红晕，界限分明，遍及全身，如黄豆大，疱液初透明，渐变浑浊，痛痒明显。脉细弦滑数，舌淡，苔厚腻，舌体胖大、有齿痕。血常规示：白细胞（WBC）13.8×10^9/L；粒细胞（GR）89.7%。

论析：素体脾虚湿阻，蕴热成毒，充斥肺胃，外淫肌肤而成脓疱疮。正邪剧争，则发热、咽痛；湿热蕴结中焦，脾胃失和，故舌质淡，苔厚腻，舌体胖大、边有齿痕，痞满不食。

［辨证］湿热蕴毒，外淫肌肤。

［治法］急以清热解毒、凉血透邪治其标；继以健脾化湿固其本。

［方药］金银花 20g，连翘 15g，蒲公英 30g，龙葵 20g，紫花地丁 20g，野菊花 15g，黄芩 15g，黄连 10g，紫草 15g，牡丹皮 20g，赤芍 20g，甘草 10g。3 剂，水煎服。

［方解］湿热蕴毒成疮，治以解毒、清热、透邪、凉血、散血、消肿，祛邪为要。金银花甘寒，归肺、心、胃经，芳香疏散，透热达表，善清肺胃郁热而解瘀毒、散痈肿；连翘味苦微寒，苦能降泄，寒能清热，散上焦风热，清中焦热毒。银、翘相须配对，清热解毒、散结消肿之力倍增，为之君。取蒲公英、紫

花地丁、龙葵、菊花以清热解毒、消肿散结，主治痈疽疔毒，为之臣。热毒入血，直须凉血散瘀，黄芩、黄连苦寒，善清三焦之湿热毒邪而泻火解毒；赤芍、牡丹皮、紫草清热凉血、散瘀。取此两组药，凉血解毒、消肿化瘀，为之佐。甘草既能清热解毒，又能调和诸药，故为之使。全方共奏清热解毒、凉血透邪、散结消肿之功。

复诊：2月24日。服药后，大便黑黏量多，体温36.5℃，疱疮显消、收敛，食欲大增，头晕乏力，脉细，舌淡，苔薄白腻，舌体胖大、边有齿痕。邪祛大半，正气未复，继以健脾和胃、凉血解毒、扶正祛邪之法善其后。

调方：柴胡10g，枳壳15g，白术30g，川厚朴15g，茯苓30g，藿梗20g，苏梗20g，焦山楂、焦神曲、焦麦芽（焦三仙）各15g，蒲公英30g，牡丹皮20g，赤芍15g，生薏苡仁30g，甘草10g。7剂。

三诊：3月2日。疮已结痂、脱落，饮食、二便正常。脉沉缓，舌质淡红，苔薄白，舌体胖大，舌边齿痕减轻。

[按语] 天疱疮不外暑湿热毒，或脾虚湿阻，中焦湿热蕴毒肺胃，外淫肌肤所致。前者以清暑益气解毒为主，后者以健脾益气、化湿解毒为要。本例属素体脾虚湿阻，化热蕴毒，充斥三焦，外淫肌肤之天疱疮，误作感冒，输液治疗毒未解，湿又加，邪愈重。急则治其标，先急以清热利湿、凉血解毒，透邪于外，治其标；毒解热退，衰其大半而止，恐寒凉太过，伤及脾胃，继以消积和胃、健脾化湿，扶正固其本。症虽急，辨证准，治法当，有次序，则可化险为夷，转危为安。

【验案二】 暑湿热毒天疱疮、简便廉验鲜药功

刘某，女，14 岁，新安县，五头乡尤庄村人。1999 年 7 月 15 日初诊。

主诉： 感冒发热 3 日，脸起脓疱，延及全身，有增无减，周围红晕，界限分明，疱液初透明，渐变浑浊，痛痒欲搔，伴咽痛，体温 39℃，脉细数，舌质红，苔厚腻，舌体胖、有齿痕。血常规示：白细胞（WBC）13.5×10⁹/L；粒细胞（GR）84.7%。

论析： 素脾虚湿盛，湿热蕴蒸，故舌质红，苔黄厚腻，舌体胖、有齿痕；时值暑天，暑湿热毒又加，充斥肺胃，外淫肌肤所致之脓疱疮遍布全身。

［辨证］暑湿热毒，外淫肌肤。

［治法］凉血解毒，化湿清热。

［方药］鲜蒲公英 100g，鲜龙葵 100g，鲜野菊花 100g，鲜芦根 100g，鲜车前草 100g。水煎服，每日 1 剂。

［方解］暑湿热毒，蕴结肺胃，充斥三焦，内郁外发，而成天疱疮，治以清暑解毒，以四鲜利湿清热解毒为主，以鲜车前草清热利湿，给湿毒以出路，为之使。全方共奏清热解毒、凉血透邪、利湿消肿之功。

复诊： 7 月 18 日。照上法连用 3 日，体温正常，疱疮显消、收敛，食欲恢复，脉细，舌淡红，苔薄白腻，舌体胖、有齿痕。继用上法，直至痊愈。

［按语］本例属暑湿热毒充斥三焦，外淫肌肤之天疱疮。因患者家贫，不想住院输液打针。时值暑天，草药遍地，遂嘱其家长就地取材，以鲜药治病，取效甚捷。

淋证（膀胱炎、尿路感染）

一、证治经验

膀胱炎，是以尿痛、尿急、尿频、发热为特征的急性泌尿系感染性疾病。多由心经热盛，移热于小肠，引起小便短赤，淋漓、热痛，常伴口渴、面赤、烦热、盗汗，或有口舌生疮，脉细数，舌红、尖绛。治宜消热利尿、凉血益阴。属中医热淋范畴，《金匮要略》说："淋之为病，小便如粟状，小腹弦急，痛引脐中。"《外台秘要》引姚僧垣《集验方》云："五淋者，石淋、气淋、膏淋、劳淋、热淋也。"由此淋分五类。《诸病源候论》云："诸淋者，由肾虚而膀胱热故也。""肾虚则小便数，膀胱热则水下涩，数而且涩，则淋沥不宣，故谓之淋。"指出肾虚为本、膀胱热为标的病机，为历代医家所推崇，确为经验之谈。《景岳全书》提出"淋证与积蕴热毒"有关，确有卓见。临证所见"顽淋（亦称毒淋）"，常规清热利尿疗法难以奏效，非"消积导滞、通腑泻热、化瘀解毒"不效。慢性泌尿系感染者，反反复复，辄因劳累、缺水而诱发，单一清热通淋难以根除，必加活血化瘀、凉血解毒、益气托毒之品，增强体质、扶正祛邪，才能痊愈。临证常见中气下陷的老年人，尿频、尿急而无尿痛，每因咳嗽、大笑、站立而尿失控者，另当别论，此非泌尿系感染也，只须补中益气、健脾纳肾可愈也，特附此以别之。

二、辨证论治

1. 心脾积热、尿频急痛

［症状］尿痛、尿急、尿频，发热，口渴，口苦、口臭，面

赤、烦热，口舌生疮，脉细数，舌红、尖绛。

［辨证］心脾积热，阴火内炽。

［治法］清热利尿，凉血益阴。

［方药］导赤散加味。生地黄 15g，栀子 15g，木通 10g，连翘 20g，竹叶 15g，瞿麦 30g，萹蓄 30g，车前草 30g，白茅根 30g，牡丹皮 20g，蒲公英 30g，甘草 10g。

［方解］心经热盛，移热于小肠，首以生地黄、栀子甘寒清泻心火，为之君。以木通、连翘苦寒通降，为之臣。以竹叶、瞿麦、萹蓄、车前草、白茅根、牡丹皮、蒲公英凉血清热、利尿导毒于外，为之佐。甘草清热泻火，为之使。全方共奏消热利尿、凉血益阴之功。

2. 中气下陷、小便失禁

［症状］年高体弱，中气下陷，小便频数、窘迫难控，甚至失禁，不痛不热。脉细，舌淡，舌体胖、有齿痕，舌脉瘀。

［辨证］脾胃虚弱，中气下陷。

［治法］补气健脾，升阳举陷。

［方药］补中益气汤加味。黄芪 30g，党参 20g，白术 30g，茯苓 20g，当归 15g，升麻 4g，陈皮 15g，柴胡 12g，枳壳 15g，肉苁蓉 15g，覆盆子 30g，益智仁 15g，炙甘草 10g。

［方解］脾乃元气之府，气虚则下陷，陈嘉谟云："参芪甘温，俱能补益。但人参唯补元气调中，黄芪兼补卫气实表。"故以黄芪、党参甘温，大补肺脾之气，为之君。以白术、茯苓渗湿健脾以固本，为之臣。脾虚则清阳不升，升麻、柴胡以升清阳；气虚血难生，当归补血汤补气生血，阳生阴长，气血双补；陈皮、枳壳理气和中；肉苁蓉、覆盆子、益智仁补肾缩泉。取此几

味，补气健脾、固肾缩泉，为之佐。炙甘草补中益气，为之使。全方共奏补气健脾、升阳举陷、固肾缩泉之功。

注：此类尿频、尿急、尿失禁，经化验、培养均无阳性发现，按膀胱炎治疗无效，实属老年中气不举所致，非为泌尿系感染。特列此以鉴别，提请注意。

3. 积热火毒、湿热下注

［症状］尿痛、尿急、尿频、灼热、阴肿。素来嗜食辛辣、肥甘厚味，消谷善饥、便秘黑黏不爽、恶臭，脉弦滑细数，舌质红，舌尖边赤，舌体胖大、有齿痕，苔黄腻，舌脉瘀、重舌。

［辨证］肝胃郁热，积蕴热毒之毒淋。

［治法］凉血化瘀，通腑排毒。

［方药］解毒方加减。苦参15g，白头翁30g，金银花30g，黄芩15g，大青叶30g，蒲公英30g，土茯苓20g，半枝莲20g，龙葵20g，甘草10g。

［方解］五淋之外又有"顽淋"，正如景岳所云："积蕴热毒"也，治之当重解毒泻火。火之最烈者，莫过于阳明之火，胃肠积热是火毒之源，清胃火则十二经之火皆熄，故以白头翁、苦参苦寒入胃、肠、肝、肺经，解毒凉血、清热泻火、拔毒宁心，以釜底抽薪。《本草正义》云："白头翁通治实热毒火。"故为之君。金银花、黄芩相须配对，清热解毒力倍，为之臣。气血、脏腑俱蕴积热火毒，取大青叶、蒲公英、土茯苓、半枝莲、龙葵凉血解毒、消痈散结，为之佐。甘草解百毒而调和诸药，为之使。全方共奏消积化瘀、通腑排毒之功。

三、典型医案

【验案】积热火毒顽淋症、消积通腑化瘀毒

段某，女，57岁。2014年2月28日初诊。

主诉：尿急、尿频、尿痛、尿热、尿道口红肿热痛年余。2013年5月，因患腺性膀胱炎行手术，未愈，加重半年。素来嗜食辛辣炙煿、肥甘厚味，暴饮暴食，消谷善饥，伴口臭、口苦，饱胀嗳气，便秘恶臭、黑黏不爽，便前腹痛，便后即止，每日2～3次，脉弦数，舌质光红、有裂纹，舌体胖大、有齿痕，舌脉瘀阻、重舌赤肿。

论析：饮食不节，积蕴热毒充斥脏腑、弥漫三焦，内郁外发，故见以上一派火毒征象。

［辨证］积蕴热毒，湿热下注。

［治法］凉血化瘀，通腑排毒。

［方药］解毒方加减。枳术丸（吞服）20g，苦参15g，白头翁30g，金银花30g，黄芩15g，山楂30g，牡丹皮20g，大青叶30g，蒲公英30g，土茯苓20g，半枝莲20g，龙葵20g，甘草10g。10剂，水煎服。

［方解］"顽淋"者，积热火毒为患，亦称毒淋，五淋之外的疑难重症也。本案饮食不节，嗜食辛辣、肥甘厚味，积热蕴毒，内郁外发。鉴于阳明胃肠实热，首选枳术丸吞服（视病情增减其量，令泻为度），以消积导滞清胃火、通腑泻热排肠毒，釜底抽薪，祛其邪，胃火清则十二经之火皆熄，抓住主要矛盾，故为之君。胃肠积热是火毒之源，故以白头翁、苦参入胃、肠、肝、肺经，解毒凉血、清热泻火、拔毒宁心，故为之臣。气血、脏腑俱

蕴积热火毒，金银花、黄芩相须配对，清热解毒力倍；积热致瘀，以山楂、牡丹皮消积化瘀；以大青叶、蒲公英、土茯苓、半枝莲、龙葵凉血解毒、消痈散结。取此三组药，解毒清热、凉血化瘀，为之佐。甘草解百毒而调和诸药，为之使。全方共奏消积化瘀、通腑排毒之功。

复诊：2014年3月28日。服完10剂药，大便先泻，每日2～3次，黑黏恶臭，便前腹痛减轻，较爽，尿痛减轻，仍尿频，饥饿感减轻，食量亦减少。照方再服10剂，诸症再减，口不臭不苦，但大便仍黑黏。脉细数，舌质红，舌脉瘀、重舌红减轻。积热火毒减轻，阴虚内热仍存，续上方加玄参20g，生黄芪30g，以益气养阴、托毒外出，10剂。

三诊：4月11日。诸症已轻，因参加婚宴，酒肉辛辣多吃了些，尿痛加重，心烦易怒，大便黑黏、恶臭又重。脉细数，舌质红、重舌。食复也！积热火毒又重，续首方加栀子15g，豆豉15g，蒲公英30g，紫花地丁30g，14剂。

四诊：4月25日。服上方4剂后诸症减轻，14剂服完，尿痛、尿频大减，又吃辛辣油腻多了，大便黑黏、脉细、舌红、重舌。用上方加龙葵30g，7剂。

五诊：5月9日。尿不痛、量多、次数减少，大便不黑黏，唯胃胀。脉沉缓，舌淡红、体胖、有齿痕，苔白腻。热毒已去，脾失健运明显，拟益气健脾、养阴扶正、固本防复方。强调饮食有节，勿食辛辣厚味。制"除湿拔毒丹"一料，每次5g，每日2次，温开水送服，以拔毒。

调方：生黄芪40g，党参20g，白术30g，茯苓20g，川厚朴15g，陈皮15g，半夏10g，车前草30g，土茯苓15g，甘草10g。

10 剂。

六诊：12 月 2 日。近几个月较好，尿时无热感，偶有微痛，饮食正常，不贪食，大便通畅、黄色、成条，每日 1 ～ 2 次，尿检（－），体重 68kg（减少 10kg）。要求再配一料除湿拔毒丹，以作巩固。

[按语] 火之最烈者，莫过于阳明胃火。本案饮食积毒，阳明胃肠实热，首选枳术丸吞服，视病调量，以泻为度，重拳出击，以消积导滞清胃火、通腑泻热排肠毒，釜底抽薪，祛其邪，胃火清则十二经之火皆熄，抓住主要矛盾，使积去热除；继以凉血化瘀、解毒清热，扫穴犁庭，除恶务尽；终以益气养阴、健脾固本，以防其复也。

黄褐斑

一、证治经验

黄褐斑是多发于面部的色素沉着性皮肤病，状似蝴蝶，呈淡褐色或咖啡色斑片，边界明显，故称黄褐斑。本病好发于中青年女性，临证所见男性亦不少。黄褐斑的病因病机，现代医学认为与性激素失调、卵巢功能不全等有关。中医认为是由肝郁气滞、积热胃肠、肾阴亏虚、血热而瘀所致。治疗内以理气化瘀、清泻胃肠祛其邪，邪去正安；滋肾养肝、益气健脾扶其正，正复邪自去。外以面膜敷贴，洁肤、美白、活血、化瘀、滋养、润燥，直达病所。内外合治，以收全功。

二、辨证论治

1. 积热胃肠、血虚而瘀

［症状］面色无华，多处黄褐斑，伴消谷善饥，饱胀嗳气，口臭，便秘、黑黏不爽，每日2～3次，身困乏力，手足心热，自汗盗汗，心烦易怒，月经提前，量少、色黑，有火。脉弦细数，舌质暗红，苔薄黄腻，舌体胖大、有齿痕，舌脉瘀阻、重舌。

［辨证］积热胃肠，阴虚血瘀。

［治法］消积清胃，养血活血。

［方药］清肠益阴汤加减。枳术丸（吞服）20g，白头翁30g，生何首乌30g，牡丹皮20g，鸡血藤30g，生地黄15g，栀子15g，地骨皮15g，当归10g，赤芍20g，紫草12g，甘草10g。

［方解］胃肠积热，气阴俱伤，血虚不荣其面，以枳术丸消积导滞，积去热除矣，为之君。以白头翁、生何首乌通腑泻热、清肠解毒，邪去则正安，为之臣。血热而瘀，以生地黄、牡丹皮、栀子、鸡血藤、地骨皮、当归、赤芍、紫草凉血清热、活血化瘀，为之佐。甘草清热解毒、调和诸药，为之使。全方共奏消积清胃、养血活血之功，正所谓："容颜不佳，首调脾胃。"此内治也！外病外治，敷以"祛斑面膜"，直达病所，以收洁肤、美白、活血、化瘀、滋养、润燥之功。内外合治，以收全功。

附：祛斑面膜

丝瓜子15g，丝瓜皮15g，白芷15g，白附子10g，共研细粉。丝瓜藤汁、生姜汁、蜂蜜、奶等分，调药粉为稀糊，涂面部，每晚1次，早起温水洗净，连用7日。

2.肝肾阴亏、血热而瘀

［症状］颧部黄褐斑，五心烦热汗出，月经不调，脉细数，舌质红，苔薄白，舌脉瘀阻。

［辨证］肝肾阴亏，血热而瘀。

［治法］滋补肝肾，凉血化瘀。

［方药］祛斑汤加减。生地黄、熟地黄各15g，白术30g，山药12g，山茱萸10g，牡丹皮20g，凌霄花15g，赤芍20g，鸡血藤30g，当归12g，川芎12g，白芷15g，甘草10g。

［方解］肝肾阴虚，以生地黄、熟地黄滋阴养血，为之君。以白术、山药、山茱萸补脾肾、养肝阴，为之臣。血热而瘀，不能荣于面而成斑，故以牡丹皮、凌霄花、赤芍、鸡血藤、当归、川芎凉血化瘀、养血通络，为之佐。甘草调和诸药，为之使。全方共奏滋补肝肾、凉血化瘀之功。

三、典型医案

【验案】五七阳明脉始衰、面始焦发始堕矣

钟某，女，38岁，某公司培训部讲师。2010年5月20日初诊。

主诉：面色无华，多处黄褐斑，伴消谷善饥，饱胀嗳气，口臭，便秘、黑黏不爽，每日2～3次，身困乏力，手足心热，心烦易怒，月经失调、错前、量少、色暗。脉弦细数，舌质暗红，苔薄黄腻，舌体胖大、有齿痕，舌脉瘀阻。

论析：胃强脾弱，阳明积热，气阴耗伤，血热而瘀，故见上证。

［辨证］积热胃肠，阴虚血瘀。

［治法］消积清胃，养血活血。

［方药］清肠益阴汤加减。枳术丸（吞服）20g，白头翁30g，生何首乌30g，牡丹皮20g，鸡血藤30g，生地黄15g，栀子15g，地骨皮15g，当归10g，赤芍20g，紫草12g，甘草10g。

［方解］积热胃肠，以枳术丸消积导滞，积去热除矣，为之君。以白头翁、生何首乌通腑泻热、清肠解毒，邪去则正安，为之臣。血热而瘀，以生地黄、牡丹皮、栀子、鸡血藤、地骨皮、当归、赤芍、紫草凉血清热、活血化瘀，为之佐。甘草清热解毒、调和诸药，为之使。全方共奏消积清胃、养血活血之功，正所谓："容颜不佳，首调脾胃。"此内治也！外病外治，敷以祛斑面膜，直达病所，以收洁肤、美白、活血、化瘀、滋养、润燥之功！内外合治，以收全功。

复诊：5月27日。服药后大便每日3次，量多，较爽，轻松舒服，精神好，药证相符，邪有出路，同上方再服7剂。

三诊：6月7日。大便成形，不干不黏，由黑变黄，每日2次，饥饿感减轻，食量减少。身不困，心不烦，手足心热轻。脉细，舌红，苔薄白，舌胖、有齿痕，舌脉瘀阻。积热除，阴未复，血瘀仍存，拟滋阴清热、活血化瘀为法。

调方：黄芪30g，当归15g，生白术30g，茯苓20g，生地黄、熟地黄各15g，鸡血藤30g，女贞子30g，牡丹皮20g，地骨皮15g，甘草10g。14剂。

四诊：7月7日。气色白里透红，黄褐斑消退，精神好，饮食二便正常。予十全十美浓缩丸1料，补气活血、调经固本。

[按语]"容颜不佳，首调脾胃"之论，再次验证于临床。本案黄褐斑之发生，与脾肾关系密切，故先调脾胃，积热除，气阴复，化源足，气足血旺；并滋水涵木，使肝肾阴足。气血阴阳全补，黄褐斑何由不退乎！

妇　科

妇人病基本可概括为"经、带、胎、产"四大症，是为妇科病特点。盖妇人以血为本，脾胃乃气血生化源，元气之府，升降之枢，后天之本也，凡妇科病皆与脾胃有密切关系，在长期诊疗脾胃病过程中，也许是异病同治的缘故，胃痛愈而痛经止、腹泻愈而带下症消的妇科病患者络绎不绝，由此积累了不少与脾胃相关的妇科病经验，发现多囊卵巢、黄带、囊肿、子宫息肉等与"积热伤脾胃"关系尤为密切，从积热论治，疗效显著。故此处所论妇科病，仅限于与脾胃关系至为密切的部分病症，纯属个人认识与经验，仅此而已。

月经病

一、证治经验

《黄帝内经》云："二阳之病发心脾……女子不月。"女子以血为本，心主血脉，脾胃乃水谷之海、元气之府、气血之源，与女子经带胎产不无关系。就月经而言，由于外感、内伤、血虚、血热、血瘀、气滞、寒凝等原因而致痛经、闭经、崩漏及月经错前、错后、量多、量少，诸多病证，统称之为月经病。

妇女属阴，性情温柔，与阳刚互补，故女子以血为本。血为阴，其色赤，气为阳，其色白，血为姿，气为色，气血调和，则姿色艳丽，白里透红，如锦裹朱，精气神足，百病不生。气血阴阳，源于脾胃，脾胃元气旺，则气充而帅血循行，血足则资气环流，相辅相成。所以，气血、脾胃与容颜、姿色、月经病密切相关，故曰："容颜不佳、月经不调，首调脾胃。"

正常月经如潮，应时而下，故称月信；不烦不怒，情绪安然，愉悦如常；气顺血和，血红色艳，均匀无块；不痛不胀，不多不少，三五天正好。第一天少，次日渐多，三四天渐少，五六天即了。身心健康，孕育无妨。如此，一月一次，故称月经，谓之正常。亦有两月一次，曰并经；三月一次，曰季经；一年一次，曰避年；终生无经，而能生育者，曰暗经。皆异中之常也。还有受胎之后，月月行经而生子者，是谓胎盛；受胎数月，血忽下而胎不损者，是谓漏胎，虽以气血有余不足言，而亦异中之常也，但应引起足够重视，严密观察发展变化，予以对证治疗，安胎保产，不可大意。

月经异常则多病。错前错后为乱；经量过多过少为病，忽然大下曰崩；淋漓不断曰漏；经色乌如豆汁，或色淡如黄土为异；经前乳胀、腰酸、腹痛、郁怒时发者为郁；经来腹痛、夹紫块者为瘀；或经期吐衄而未见经水者，是谓倒经。皆为月经不调之症。由此而身体常有诸多不适，甚或百病缠身。故有"妇女身体健康与否，以月经为鉴"之说。

妇人以血为本，月经以调为度，健康以经为鉴。妇人健康与脾胃、气血、阴阳、月经关系至为密切，故月经是衡量妇人健康与否的标志，所以，把调经视为维持妇人身体健康的金钥匙。

月经失调，是妇科病中最普遍、最常见、最复杂之病证，一旦气血怫郁，则月经不调，甚或衍生诸病。凡治之法，必求于本，先病为本，后病为标。因病而致月经失调者，当先治其本病，病愈则月经自调；因月经失调而致诸病者，当先调经，经调，病自愈，姿色重现。

脾胃者，气血之化源，后天之本也，故调经首重脾胃，调气血、和阴阳、补肝肾、抓机遇，是治疗妇科病常用的重要法则，张景岳说："调经之要贵在补脾胃，以资（气）血之源，养肾气以安血之室。"脾有生血、摄血、统血、输布之功。妇女以血为本，谷气盛，元气充，营卫之气生，内养脏腑，外荣四肢百骸。又冲为血海，任主胞胎，皆隶属阳明，气血旺盛而调和，则经、孕、胎、产、乳正常。若脾胃虚弱，则妇科诸病生焉。

治有难易，不外三法。其一，经前调气，气顺血和，诸症释然；其二，经期调血，引血归经，以复常态；其三，经后调补，益气养血，固本防复。尽管复杂多变，只要辨证论治，标本兼顾，运用得当，治之有序，则事半功倍，大病豁然矣。

二、辨证论治

1. 痛经

[症状] 经前乳房胀痛，心烦易怒，或有吐泻，经来胀痛渐止而少腹冷痛下坠，夹紫黑血块。脉细弦，舌质暗红，舌脉瘀，

[辨证] 肝郁气滞，血瘀阻络之痛经证。

[治法] 疏肝理气，化瘀止痛。

[方药] 理气活血丹（验方）化裁。柴胡 15g，醋香附 20g，当归 10g，川芎 10g，炒白术 20g，枳壳 15g，茯苓 20g，醋延胡索 15g，凌霄花 10g，三棱 10g，莪术 10g，甘草 10g。

于经前（先兆症状未出现）始服 3 ～ 7 剂，因势利导，顺势而为，以防病于未然，至经行、痛止即停。下次月经前酌情重复，直至痊愈。

[方解] 气为血之帅，气行则血行，气滞血瘀则经痛。香附辛苦甘平，入肝经，辛能散肝气之郁，苦能降肝气之逆，甘能缓肝气之急，善调和肝气、理气解郁、调经止痛，主治月经不调，少腹刺痛。《药性赋》中说："香附子理血气妇人之用。"香附所含挥发油能抑制子宫收缩，弛缓子宫平滑肌痉挛、紧张，有明显的止痛调经作用，有"香附乃气病之总司，女科之主帅"之论，故为调经止痛之要药。肝喜条达，为藏血之器，气行血行，气顺血和，何有郁滞之患？柴胡，甘辛微寒，入肝、胆经，为疏肝解郁之要药。故本方取香附、柴胡疏肝理气解郁之功，气顺郁开，气血调和，何痛之有？为之君。气血瘀滞是痛经病机之关键，治当活血化瘀，盖肝藏血，体阴用阳，养血则当疏肝。当归养血活血而益肝，令其条达而气畅、血活而瘀化；川芎为血中之气药，活血行气则痛止，与当归相须配对，养血活血止痛。本方取归、芎助君药行气活血调经之力，为之臣。血瘀气滞必作痛，凌霄花味甘酸而气寒，归肝经，为妇科血热而瘀必用之品；延胡索理气止痛；三棱苦平，削坚积、破癥瘕为长；莪术辛苦温，消积止痛为上，与三棱相须为用，功效倍增；行气化瘀必藉脾运，且经、带诸病多与脾胃相关，故以白术、茯苓健脾益气，气盛则血活。张洁古云："盖化积必借运气，专用克伐，脾气愈不运，安得去疾！须辅以健脾补气之药。"此六味健脾补气、活血化瘀以止痛，为之佐。甘草益气补中、调和诸药，为之使。全方共奏理气和血、化瘀止痛之功。

病之复杂多变，一方难愈百病，必须权衡加减，方与人、证、时、地完全合宜，无不愈也。若气郁胁痛，加青皮以破气行滞则痛止；血热有瘀，加牡丹皮以凉血散血则瘀化；血虚夹瘀，加鸡血藤、白芍养血活血而循环顺畅；寒凝血滞，少腹刺痛，加乌药、小茴香、吴茱萸以温下元而寒散血行；月经错前者，多为血热，贯众、紫草、大青叶、牡丹皮、地骨皮酌选加入；月经错后者，多属虚寒，可加吴茱萸、艾叶、乌药、小茴香益气养血、温通暖宫；行经不利，腹痛，月经量少、色暗，脉细、舌红、无苔者，属阴血不足、气滞血瘀，当顺势而为，益气养血、活血调经，宜八珍益母丸或四物益母丸。

[按语] 肝经络乳头、抵少腹、绕阴器。肝郁气滞血瘀，经欲行而瘀滞不畅，故经行前必乳房先胀，甚则痛连少腹。盖肝藏血，主疏泄，喜条达，在志为怒，怒则伤肝，失其疏泄之功，所以，调经必先理气，气顺血和而诸症释然。故应未病先防，于经前调气活血，因势利导，顺势而为，事半功倍。

2. 崩漏

[症状] 暴崩或淋漓不断、逾期不净，伴头晕、气短、声低，身困、乏力，脉沉细，舌淡，苔白，舌体胖大、齿痕。

[辨证] 脾气大虚，统摄无权之崩漏证。

[治法] 补气健脾，统摄归经。

[方药] 统摄归经汤加减。黄芪30g，人参15g，白术30g，当归3g，黑荆芥20g，茜草20g，仙鹤草30g，炙甘草15g。水煎服。

[用法] 于月经来的第一二日始服，经量明显减少、渐趋正常则停服。或有淋漓不断、逾期不止，仍可再服。

［方解］《金匮要略编注》云："五脏六腑之血，全赖脾气统摄。"脾气虚之崩漏，多为统摄无权，故取白术健脾统血、参芪补气摄血，以行统摄之权，为之君。血热而动，血瘀而溢，故以当归、茜草、仙鹤草活血凉血而止血，为之臣。炙甘草补中益气固其本，为之佐。黑荆芥引血归经，为之使。全方共奏补气健脾以固统摄之功。本证脾气虚为病机之关键，故君臣为重，佐使为轻，组方之变也。

辨证加减，药证合宜，才有良效。若伴有少腹痛者，加黑香附15g，以理气止血止痛；若有热者，加藕节30g，黑栀子15g，以清热、益阴、凉血、安血室；若心悸、汗多、欲脱者，加麦冬、五味子、龙骨、牡蛎、山茱萸，以增酸敛、益阴、复脉之功；若因瘀而痛、崩漏不止、阵痛随下紫暗血块而痛减者，方用逐瘀汤（三七粉、黑香附、当归、牡丹皮、阿胶珠、海螵蛸、炙甘草），瘀去血归于经，则痛经、崩漏俱已，大禹治水，疏通之理也。

总之，痛经、崩漏、血滞诸证，谨守病机，各司其属，救其急，皆以调血为主，以复其常态也。

3.闭经　闭经者，闭而不至，病也，分虚实两端。虚者，心脾不足，血枯不荣；实者，邪气有余，寒热郁瘀，阻塞不通。治当审症求因，辨证论治。《圣济总录》云："妇人月水不通，所致不一，有气不化，血微不通；有先期太过，后期不通；有大病后，热燥不通；有寒凝结滞不通；有积聚气结不通；有心气抑滞不通。凡此所受不同，治之亦异。"除此，当今社会，物质丰富，生活富裕，缺乏科普知识、健康意识，不少人饮食不节、暴饮暴食、嗜食肥甘、烟酒无度，只顾嘴馋，不管胃难，大吃大喝，积热火毒，内郁外发，脏腑损伤，百病由生。其中，女性月经病，常见有痛经、崩漏、经少、闭经；育龄妇女，不易受孕或胎不发育而流产，二胎尤难；妇科杂病有带下症（黄带）、囊肿、息肉、多囊卵巢、盆腔积液等，都与饮食不节，脾胃俱伤，功能紊乱，致痰湿浊瘀、积热火毒，内郁损正相关。

闭经之虚证多为内伤不足，由饮食不节、思虑劳倦伤脾，化源不足，肺金失养，肾水无滋，经血枯涸而经闭。治从心脾，养心则血生，健脾则血布，二者和则气畅血行。

闭经之实证最为复杂。寒热郁瘀，诸邪有余，阻塞血脉，经闭不行。寒以温散则通，热以清凉则行，郁以行气则达，化瘀通络则血畅。

闭经实中夹虚证，常见饮食不节，暴饮暴食或嗜肥甘厚腻，积热火毒，耗气伤阴，骨蒸烦热，经量渐少，以致闭经不行。此为邪实伤正，气阴双虚，血枯不荣，由实而虚也，治当消积导滞清胃火、通腑泻热排肠毒，祛其邪，邪去则正安。继以益气养阴、健脾和胃，以充化源，源足流长，血活瘀化，气血调和，月经复来。

［症状］纳差食少，脘腹痞满，身困乏力，心悸不寐，经闭不行，或白带淋漓，脉细舌淡，舌体胖大，边有齿痕，舌脉瘀阻。

［辨证］脾虚失运，气虚血瘀。

［治法］补气健脾，和血调经。

［方药］八珍汤加味。党参 20g，白术 20g，茯苓 20g，黄芪 30g，当归 15g，白芍 20g，鸡血藤 30g，何首乌 15g，柴胡 12g，枳壳 15g，香附 20g，炙甘草 10g。

［方解］闭经之虚证多属内伤虚证，心脾气血皆不足也。虚则补之，以四君子汤补气健脾，以滋化源，气足则血旺，阳生阴长也，为之君。以四物汤化裁，川芎易何首乌、鸡血藤者，养血和血、通经活络，开闭经之门而无香燥耗气之弊，血足滋气循环，为之臣。调经必先行气、开郁，以柴胡、枳壳、香附疏肝理气、开郁，气畅血行，郁开血活。气为血之帅，帅血而行。黄芪甘温，大补肺气，肺气足，则周身之气旺，合当归为补血汤，补气以生血也。取此理气活血、补血通络之功，为之佐。炙甘草补中益气，为之使。全方共奏补气健脾、和血调经之功。

闭经之因复杂多变，本方为内伤虚证之基本方，若有兼证，加减而已。脾虚寒加干姜、肉桂；少腹凉痛加乌药、小茴香；若为积热耗气、骨蒸烦热之闭经，先以枳术消积丸消积导滞、通腑泻热祛其邪，继以凉血益阴、清热除烦之栀子豉汤、四物汤加牡丹皮、地骨皮调理之后，仍用基本方补之，则气足血旺，经血自通。

4.善后　凡月经病，无论痛经、崩漏、闭经或月经错前、错后，月经过后，百脉空虚，抓住机遇，及时调补气血，谓之"经后调补"是也。总以健脾和胃、益气养血、活血通络、调和气血，固本以防复。

［症状］头晕心悸，身困乏力，面色㿠白，纳差食少，以及诸多不适之症。

［辨证］百脉空虚，气血不足。

［治法］补气生血，固本防复。

［方药］十全十美汤加减。黄芪30g，当归15g，党参15g，炒白术20g，茯苓20g，枳壳15g，鸡血藤10g，炒白芍20g，熟

地黄 15g，蒸何首乌 20g，炙甘草 10g。水煎服。

于本次月经净后开始服 10 剂左右；下次月经前，若痛经，改服经前方；若崩漏，经期备统摄归经汤，以引血归经。皆据病证变化，权衡加减。

[方解] 黄芪甘温，归肺、脾经，大补肺气，肺气足则周身之气旺。陈嘉谟云："参芪甘温，俱能补益。但人参唯补元气调中，黄芪兼补卫气实表。"黄芪与当归相伍为补血汤，补气生血，阳生阴长。《景岳全书》曰："善治阴者，必于阴中补阳，则生化无穷；善补阳者，必于阳中补阴，则源泉不竭。"赵养葵亦说："调经必行滋水，滋水更当养火。"主张调经必补肝肾、调阴阳，皆取自"孤阳不生，独阴不长，阳生阴长"之哲理，寓意深邃。脾胃者，水谷之海，气血之源，故以四君子汤补气健脾，以旺气血之源，为之臣。以四物汤化裁直补阴血，川芎易何首乌、鸡血藤者，免香燥耗气伤阴，专补血养血、活血通络。九补必有一泻，枳壳行气和胃、除胀宽中，配白术为枳术丸，消补兼施。取四物、枳术之意，气血双补，补而不滞，为之佐。甘草味甘，补中益气，调和诸药，为之使。全方共奏补气生血、养血和血之功，固本以防复也，故曰"十全十美汤"。

三、典型医案

【验案一】气虚崩漏痛经病、理气化瘀调月经

王某，28 岁，女，职员。2009 年 9 月 20 日初诊。

主诉：痛经 10 余年，经前乳房胀痛、心烦易怒 5 日，经来腹痛难忍 2 日，伴恶心、呕吐、下坠感、腰酸，经量多、色暗、夹血块，淋漓 10 多天，末次月经 9 月 13 日。食欲好，午后腹胀加重，便溏每日 1～2 次，白带多。脉细无力，舌淡、苔腻，舌体胖、有齿痕，舌脉瘀阻。

论析：盖脾胃为后天之本，气血生化之源，凡病之生，多由脾胃。脾虚湿阻，中阳不健，运化失司，故见身困乏力、舌质淡、苔腻，舌体胖大、有齿痕；气血乏源，机体失养则面色萎黄；气虚血瘀则腹痛、脉细、舌脉瘀阻；脾虚失于统摄则月经量多。

[辨证] 脾虚湿阻，气虚血瘀之痛经、崩漏。

[治法] 健脾化湿，养血化瘀。把握调经三法：经前调气，顺气和血；经期调血，引血归经；经后调补，益气养血。

[方药] 六和汤化裁。白术 30g，茯苓 30g，藿香 20g，佩兰 30g，柴胡 10g，葛根 20g，枳壳 15g，白扁豆 20g，半夏 15g，陈皮 15g，炙甘草 10g，黄芪 30g，当归 15g。生姜 3 片、大枣 3 枚为引。6 剂。

[方解] 久病脾虚，虚实夹杂，何以执简驭繁，唯以健脾化湿。白术甘苦温，健脾益气除湿，为补脾要药，《本草经疏》言其气芳烈，其味甘浓，其性纯阳，为安脾胃之神品；茯苓味甘淡平，功善健脾利湿，《用药心法》言其为除湿之圣药，能益脾逐水，生津导气。二者相伍，增加健脾化湿之力，为之君。湿阻中焦，痞满生，藿香、佩兰皆芳香和中化浊，为之臣。脾虚湿浊白带生，以白扁豆健脾益气，除湿止带；中虚清阳不升，以柴胡、葛根气味皆薄，升发脾胃清阳，清阳既升，浊邪自散；枳壳、白术、陈皮、半夏健脾理气；气虚血瘀，以当归补血汤补气生血。取此几味健脾化湿、升阳和血之功，为之佐。生姜味辛，大枣、炙甘草味甘，三者为伍，辛甘化阳，以资中州，故为使。全方共

奏健脾化湿、益气和血之功。

复诊：9 月 27 日。服上方 7 剂后，腹胀减轻，大便正常，脉细，舌质淡，苔薄白腻，舌体胖大，有齿痕。方证相符，症有所减，上方加紫苏梗 20g，厚朴 15g，理气畅中。7 剂。

三诊：10 月 6 日。服上方后，饮食明显好转，饭量增加，腹胀消，白带减少，脉细，舌淡有齿痕，苔白腻。月经将至，鉴于患者痛经，当顺势而为，经前调气，气顺血活，疼痛释然，以"理气活血丹"化裁。

调方：柴胡 15g，香附 20g，白术 30g，茯苓 20g，枳壳 15g，牡丹皮 15g，吴茱萸 12g，鸡血藤 30g，乌药 10g，甘草 5g。7 剂，经前服。

鉴于崩漏，故备经期调血方，以行统摄，引血归经。

备用方：黄芪 30g，党参 20g，白术 30g，茯苓 20g，黑荆芥 30g，五味子 10g，麦冬 15g，仙鹤草 30g，茜草 20g，益母草 20g，炙甘草 10g。3 剂，经来第 2～3 日始服。

四诊：10 月 15 日。月经于 10 月 10 日来潮，经前乳房胀痛轻，仅 2 日，经期小腹疼痛、下坠、腰酸困等症状明显减轻，仍有恶心、呕吐，次日量多。连服备用方 2 剂，经量明显减少，7日净，较上次经量减少，经后身困轻。脉细，舌质淡，舌体胖大、边有齿痕。经健脾化湿、经前调气，湿邪减轻，显效。经期调血，引血归经而血减少，时间缩短。经后以调补、益气健脾、养血和血为法。

调方：黄芪 30g，当归 15g，白芍 20g，熟地黄 15g，山茱萸 15g，蒸何首乌 20g，白术 30g，茯苓 30g，白扁豆 20g，薏苡仁 30g，炙甘草 10g，焦山楂、焦神曲、焦麦芽（焦三仙）各 15g。

10剂。

按以上"调经三法"，有序辨治4个月余，并服参芪六君浓缩丸以补气健脾养血，诸症明显好转，面色由萎黄变为红润，月经正常，痛经、崩漏痊愈。嘱其饮食规律，配合食疗食养，以山药粥、薏苡仁粥、参芪粥养胃气。2010年10月25日患者来告知，已怀孕月余。

[按语] 女子以血为本，脾胃乃气血之源，故法当补气健脾、养血调经。本案属脾虚湿阻、气虚血瘀之痛经、崩漏、带下症，与脾胃关系密切，故以调理脾胃为主线，"调经三法"贯穿于始终，根据病情虚实，分段有序论治而获良效。

【验案二】胃痛闭经脾肾虚、健脾补肾化源足

薄某，女，46岁，河南省巩义市人。2008年11月14日初诊。

主诉： 胃痛、饱胀、嗳气、纳差2年余，近日加重。素有饮食不节，屡屡伤胃，而致形体消瘦，面色萎黄，无光泽，便溏，白带多，腰痛畏寒，背沉痛，闭经半年。脉沉细，舌质淡，苔薄白，舌体胖大、边有齿痕，舌脉瘀。2007年胃镜示：红斑胃炎。2008年10月胃镜示：红斑渗出性胃窦炎、胃体炎。

论析： 素体脾肾阳虚，失于温煦，中阳不健，故胃痛、纳差、饱胀、嗳气、畏寒、肢冷、背沉痛；脾胃虚弱，化源不足则消瘦、萎黄；面无光泽、闭经、脉沉细、舌质淡等，皆为气血不足之征。

[辨证] 脾肾阳虚，气血瘀滞之胃痛、闭经。

[治法] 温中散寒，补气健脾。

[方药] 理中汤合良附丸加减。白术30g，干姜10g，茯苓

20g，芡实 15g，焦扁豆 20g，柴胡 10g，枳壳 15g，香附 20g，高良姜 10g，桂枝 15g，紫苏梗 20g，藿梗 20g，炒莱菔子 10g，刀豆子 10g，厚朴 15g。生姜 3 片、大枣 5 枚为引。7 剂。

院内制剂胃康胶囊 3 瓶，每次 4 粒，每日 3 次，饭后 1～2 小时服。

[方解] 白术甘苦而温，健脾益气；干姜辛热，入肺、脾、胃、肾经，温中回阳。取理中之意，术、姜配对之妙，温中健脾、回阳之力倍增，为之君。脾喜燥而恶湿，茯苓渗湿健脾；焦扁豆味甘温而气香，入脾、胃经，和中化湿、健脾止泻；芡实甘涩，健脾益肾而止泻；刀豆子甘平微温，入胃、肾经，能降气止呃、温肾助阳。取此四者渗湿健脾之功，共助君药补气健脾之力，为之臣。寒为阴邪，易伤阳气，桂枝辛甘气温，透达营气而散风邪；良附丸温中行气、祛寒止痛，与补气健脾药配伍，则温补复阳，以理中焦；柴胡、枳壳一升一降，使清阳升、浊阴降；藿梗、苏梗芳香醒脾开胃，善理胃肠之滞气；炒莱菔子、厚朴消积下气。取此九味温中健脾、理气宽中、调畅气机之功，为之佐。以姜枣和胃，引经报使也。全方共奏温中祛寒、健脾益气、行气止痛之功。

复诊：11 月 21 日。胃痛、饱胀、嗳气均止，知饥欲食，吃多则胀、嗳气、大便不爽，余症同前。上方去桂枝、刀豆子、芡实，加薏苡仁 30g，增淡渗健脾之力。7 剂。

三诊：11 月 28 日。仍大便溏、不爽，背沉困痛。脉细，舌质淡红、苔薄白，边有齿痕，舌脉瘀。久痛必瘀，胃痛、闭经、背痛、舌脉瘀阻，显为气虚血瘀、气血大亏之征，故当大补脾肺之气，以资化源，使气旺血生而瘀化、痛止。

调方：黄芪 30g，当归 15g，白术 20g，枳壳 15g，茯苓 20g，桂枝 15g，赤芍 15g，姜黄 15g，羌活 15g，独活 15g，槟榔 15g，甘草 10g。10 剂。

四诊：12 月 9 日。月经复来，背困痛轻，有食欲，食量增加，大便利，每日 2 次，舌脉同前。药证合宜，已见成效，继上方 14 剂。

五诊：2009 年 1 月 3 日。饮食好，体重增加 3.5kg。面色白皙、红润、光泽有神，饮食不当则便溏，时有口臭。舌质淡红、苔薄白，边有齿痕。脾虚多食，消化不良，嘱患者平素注意饮食调护，以粥养胃气，面穗蛋花汤尤宜，易于消化、营养丰富。以免食复之教训重演。治宜补气健脾扶其正，消积导滞祛其邪，配合食疗、食养以巩固之。

调方：太子参 30g，白术 20g，茯苓 20g，枳壳 15g，炒莱菔子 15g，槟榔 15g，蒲公英 30g，白头翁 30g，马齿苋 30g，葛根 20g，焦山楂、焦神曲、焦麦芽（焦三仙）各 15g，甘草 10g。7 剂。

枳术消积丸 1 袋，每次 6g，每日 3 次。

[按语] 脾胃一病，诸症丛生。本案素有饮食不节、暴饮暴食，屡伤脾胃，以致化源不足，见胃痛、消瘦、萎黄、闭经。欲复化源，首当健脾，欲祛其邪，尤先消积。故健脾消积，法贯始终。久病必瘀，气虚血瘀，虚实夹杂，治以补气活血、通经活络，气足血旺，月经复来。诸症渐消，体重增加，气色红润、靓丽。因饮食不节而病情多次反复，故叮嘱患者饮食有节，食疗食养，以促康复，并备胃康胶囊益气健脾、活血消瘀。终以枳术消积丸消积导滞、消补兼施。

【验案三】脾肾虚寒痛经证、温补脾肾获痊愈

丁某，女，24 岁。2010 年 5 月 21 日初诊。

主诉：痛经 12 年。月经周期准，经前乳房胀痛、心烦、易怒、失眠，小腹坠胀、凉，白带多。经来当天腹痛、面色苍白、冷汗淋漓。经量多、色暗，7 日净，末次月经 4 月 28 日。素常手足厥冷、泛恶、纳差食少、腹胀便溏。脉沉细，舌质淡，苔薄白，舌体胖大、边有齿痕，舌脉瘀。

论析：经欲行，气郁滞，故经前乳房胀痛，心烦、易怒，失眠，小腹坠胀、白带多等；经来腹痛、量多色暗，是血瘀气滞之故；脾胃虚弱，化源不足，故脉细、舌淡、舌体胖大；气虚血瘀，故见舌脉瘀。

[辨证] 肝郁脾虚，气滞血瘀之痛经。

[治法] 疏肝健脾，理气活血。

[方药] 理气活血丹加减。柴胡 15g，香附 20g，鸡血藤 30g，三棱 8g，莪术 8g，枳壳 15g，白术 30g，茯苓 30g，玫瑰花 10g，代代花 10g，紫苏梗 30g，黄芪 30g，吴茱萸 10g，乌药 10g，炙甘草 10g。

[方解] 痛经的病因很多，但气滞血瘀为本病主因。气为血之帅，血为气之母，气行则血行，气滞则血凝。调经先理气，柴胡辛苦微寒，升散疏泄，为疏肝解郁之要药；香附甘辛微苦而平，归肝、脾、三焦经，辛行苦泄，善于疏理肝气，调经止痛。《本草纲目》云："香附……乃气病之总司，女科之主帅……利三焦，解六郁，消饮食积聚……妇人崩漏带下、月候不调、胎前产后百病。"现代药物研究示，香附能降低子宫收缩力和张力，有

明显的调经止痛作用，故为调经之要药。取二者疏肝理气、解郁
止痛之功，为之君。气滞血瘀，活血行气则痛止。三棱、莪术、
鸡血藤行气活血、养血，为之臣。脾胃乃气血之源，以白术、黄
芪、茯苓甘温补气健脾；寒性凝滞，吴茱萸辛温大热，温营血，
暖厥阴，抵少腹，治经寒；乌药辛温，理气散寒；枳壳、代代
花、玫瑰花、紫苏梗理气解郁、活血止痛。取此几味温经散寒、
破瘀活血、理气止痛，为之佐。炙甘草补中益气、调和诸药，为
之使。全方共奏理气开郁、养血活血、温经止痛之功。

复诊：5 月 25 日。服药后矢气多，腹胀消，睡眠好转。乳房
开始胀痛，心烦，少腹阵发性下坠，白带多，大便溏，恶臭，喜
食肉类，脉细，舌质淡红，苔薄白，舌体胖大，舌脉瘀，以上征
象为月经将至。顺势而为，上方加牡丹皮 20g，山楂 30g，3 剂。
以增活血消积之力。

鉴于崩漏，故备引血归经方。

备用方：黄芪 30g，党参 20g，白术 30g，茜草 15g，香附
15g，黑荆芥 20g，藕节 30g，牡丹皮 10g，炙甘草 10g。

月经来之后煎服，引血归经，以行统摄，防出血过多，耗伤
气血。

三诊：6 月 18 日。5 月 28 日月经来，疼痛大减，次日即服
备用方 2 剂，月经量明显减少，少腹下坠胀轻，7 日净。肢冷、
困乏轻，睡眠好转，白带减少，矢气多，大便爽。脉细，舌质淡
红、苔薄白，舌体胖大、边有齿痕。经后健脾养血，固本防复。

处方：黄芪 30g，当归 15g，白术 30g，茯苓 30g，枳壳 15g，
白芍 20g，鸡血藤 30g，党参 20g，香附 20g，熟地黄 15g，川芎
15g，炙甘草 10g。7 剂。

四诊：6月25日。月经当日来，经前紧张综合征均减轻，经来不痛。脉细，舌质淡红，苔薄白，舌体大、边有齿痕。服自制理气活血丹巩固。

[按语] 以三法调经已是成熟经验：经前调气，气顺血活，以缓解经前紧张综合征；经期调血，引血归经，防崩漏之患；经后调养，补气健脾、养血固本以防复。

【验案四】 胃痛痛经崩漏症、气虚血瘀不归经

张某，女，18岁。2004年12月3日初诊。

主诉： 胃痛5年。加重半年。饱胀、嗳气、便秘，大便3日一次，身困乏力、畏寒肢冷，痛经、崩漏、白带多。脉沉细无力，舌质淡，苔白腻，舌体胖大、边有齿痕，舌脉瘀。

论析： 素有脾胃虚寒，故见胃痛、饱胀、嗳气、便秘、畏寒肢冷，痛经、崩漏、白带多，脉细无力，舌质淡，苔白腻、舌体胖大、边有齿痕；久痛必瘀，气虚血瘀，故见身困乏力、脉沉细无力、舌脉瘀。

[辨证] 脾胃虚寒、气滞血瘀之胃脘痛、痛经、崩漏、带下。

[治法] 先以温中健脾、芳香化湿固其本；随机辨证，顺势而为，加减治其标。

[方药] 理中汤合良附丸化裁。白术30g，干姜12g，茯苓30g，香附20g，高良姜10g，柴胡10g，枳壳15g，陈皮15g，半夏15g，藿梗30g，紫苏梗30g。生姜、大枣为引。10剂。

院内制剂胃康胶囊6瓶，每次4粒，每日3次，餐后1~2小时服。

[方解] 脾胃虚寒，治宜温中健脾，理中汤主之。白术甘苦

温，补气健脾，为之君。干姜辛热，回阳温中、温经止痛（血）；茯苓淡渗利湿，共助君药温中健脾之力，为之臣。寒凝气滞、血瘀则痛，良附丸理气温胃、散寒止痛；柴胡、枳壳、陈皮、半夏升脾之阳、降胃之浊；藿梗、紫苏梗善理胃肠之气滞。取此三组药理气和胃、温中止痛之功，为之佐。姜、枣和胃，为之使。全方共奏温中健脾、理气止痛之功。

复诊：2005 年 1 月 18 日。胃痛减轻，嗳气减少，大便不干，每日 1 次。月经先兆呈乳房胀。脉沉细，舌质淡红，苔薄白，舌脉瘀。药证相符，诸症减轻。鉴于经前，因势利导，上方改柴胡为 15g，增疏肝理气之力，以防痛经。月经量过多，备引血归经方。加强统摄之权，防崩漏之患。

备用方：黄芪 30g，白术 30g，党参 20g，黑荆芥 30g，仙鹤草 30g，茜草 30g，炙甘草 15g。3 剂。

月经来次日煎服，以引血归经，减少出血。

三诊：1 月 28 日。20 日经来，痛经大轻；21 日始服备用方 2 剂，月经量显著减少，5 日干净。胃痛、嗳气大减，大便正常。脉沉细，舌质淡红，舌体胖大、边有齿痕，舌脉瘀稍减。经后不失时机，当大补气血。首方去藿梗、紫苏梗、柴胡，加黄芪 30g，党参 20g，当归 15g，赤芍 20g，白芍 20g，炙甘草 10g，10 剂。胃康胶囊 12 瓶，每次 4 粒，每日 3 次，餐后 1~2 小时服。

四诊：4 月 8 日。初服胃痛见轻，至月余痛止。在当地又取上方 30 多剂，饮食、二便正常；经期服 1~2 剂引血归经方，月经亦正常了。现在精神好、有力气。

[按语] 胃脘痛、痛经、崩漏、带下，皆因脾胃虚寒、健运失司、湿浊下注、气滞血瘀所致。治病必求于本，脾虚失运为

本。虚多生寒，寒凝、气滞、血瘀而痛作。本案首以温中健脾、理气活瘀、散寒止痛为法，正治也。

多囊卵巢综合征

一、证治经验

多囊卵巢综合征是妇科常见内分泌、代谢疾病，以双侧卵巢囊性增大、月经延迟、闭经、不孕、肥胖、乳瘕、多毛、痤疮、疖肿、口臭、便秘等为主要临床表现，属中医月经病、不孕、肥胖、积热病范畴。《素问·上古天真论》云："女子七岁，肾气盛……二七天癸至，任脉通，月事以时下，故能有子。"说明肾气盛与月经、孕育关系密切。肾气盛是月经来潮的重要条件；气血调和是月经的物质基础。所以，维持正常月经，必须靠肾气盛、气血和，单靠激素作用于子宫、卵巢来调月经是没有基础的、暂时的，停药大多又恢复如前。肾为先天之根，生命之元；脾为后天之本，气血之源。女子以血为本，脾胃乃气血之化源，脾健胃和，气足血旺，健康自然有物质基础。所以，调月经，重脾肾，就是这个道理。冲为血海，任主胞胎，隶属阳明，与月经、生殖关系密切。

正常月经如潮，应时而下，故称月信。不烦不怒，情绪安然，愉悦如常，气顺血和，色正鲜艳，均匀无块，不痛不胀，不多不少，三五天正好，身心健康，孕育无妨。亦有两月一次，曰并经；三月一次，曰季经；一年一次，曰避年；终生无经，而能生育者，曰暗经。皆异中之常也。

异常月经为病，错前错后为乱，忽然大下曰崩，淋漓不断曰漏，色乌如豆汁或色淡如黄土为异，经前乳胀、腰酸、腹痛、郁怒时发者为郁，经来腹痛、夹紫块者为痛经，皆谓月经不调。女子健康与脾胃、气血、阴阳、月经关系至为密切，月经是衡量女子健康与否的标志之一。由于脾胃、气血、阴阳失调，均会导致月经不调。先病为本，后病为标，治病必求于本，本愈则标随之而愈。

多囊卵巢综合征与内分泌、代谢有关，据国内外研究报道：高胰岛素血症、胰岛素抵抗、雄性激素分泌过多，是导致多囊卵巢综合征的主要因素。胰岛素抵抗是多囊卵巢综合征发病的中心环节。三者之间关系：胰岛素抵抗→高胰岛素血症→雄性激素。所以，2012 年美国国立卫生研究院建议：所有多囊卵巢综合征患者都应针对胰岛素抵抗进行治疗，常用二甲双胍、吡格列酮，前者是经典降糖药，后者是胰岛素增敏剂。强调控制饮食、运动、减肥、保持健康生活方式是基础治疗，符合中医"治未病"思想。

综观多囊卵巢综合征之症状及中西医研究结果，可以发现饮食不节、劳倦过度、脏腑损伤、肾气不足、代谢紊乱是主要病因。积热论认为，能吃而肥，身困乏力，积热火毒，内郁外发，百病丛生，乃胃强脾弱所致。胃强者，阴火盛，消谷善饥；脾弱者，脾失健运，痰湿毒瘀等病理产物堆积，因而正虚邪聚，虚胖臃肿成矣！又诸如减肥、辟谷、受凉、滥补、乱治等，犯了"虚虚、实实"之弊，加重脏腑功能损伤，使病情愈加复杂难治。食伤脾胃，正虚邪聚，则虚胖臃肿；郁瘀阻滞，则血液循环障碍；脾病及肾，则肾气不足。总之，脾肾俱虚、代谢紊乱、血液循环障碍、阴阳失衡，是多囊卵巢综合征的基本病机。

诊治多囊卵巢综合征必须有整体观念，治病求本，灵活辨证，论治有据，首重脾胃，因积热伤中，当先消积导滞、通腑泻热，使邪去正复；脾伤气虚，汗淋困乏、气短息长者，急当益气健脾，补气生血，以充化源，奠定物质基础。妇人以血为本，月经以调为度，健康以经为鉴。妇人健康与脾胃、气血、阴阳、月经关系至为密切，故月经是衡量妇人健康与否的标志，所以，把调经视为妇人身体健康的金钥匙。凡治之法，必求于本，先病为本，后病为标。因病而致月经失调者，当先治其本病，病愈则月经自调；因月经失调而致诸病者，当先调经，经调则病自愈。首调脾胃是名医大家之共识。脾胃者，气血之化源，后天之本也，故调经首重脾胃、调气血、和阴阳、补肝肾、抓机遇是治疗妇科病常用的重要法则，辨证论治，必须兼顾。张景岳说："调经之要贵在补脾胃，以资（气）血之源，养肾气以安血之室。"脾有生血、摄血、统血、输布之功。妇女以血为本，谷气盛，元气充，营卫之气生，内养脏腑，外荣四肢百骸。又冲为血海，任主胞胎，皆隶属阳明，气血旺盛而调和，则经、孕、胎、产、乳正常，若脾胃虚弱，则妇科诸病生焉。"肾主生殖，经水出诸肾"是中医的基本观点。冲为血海，任主胞胎，肾气盛，则冲任调、月经复来，促进优势卵泡发育。所以，补肾亦很重要。《景岳全书》曰："善治阴者，必于阴中补阳，则生化无穷；善补阳者，必于阳中补阴，则源泉不竭。"赵养葵亦说："调经必行滋水，滋水更当养火。"阴平阳秘，相得益彰，皆源自"孤阳不生，独阴不长，阳生阴长"之哲理，寓意深邃，故补肝肾亦须阴阳兼顾。治之有序，参考"调经三法"。一曰：经前调气，气顺血和，诸症释然；二曰：经期调血，固统摄之权，血归于经，则崩漏止，顺势而为，滞少痛消；三曰：经后调补，益气养血，固本防复。尽管复杂多变，只要运用得当，则大病亦能豁然。

二、辨证论治

积热肥胖、痰湿浊瘀

[症状] 月经延迟、闭经、不孕、肥胖、乳癖、多毛、痤疮、疖肿、消谷善饥、口臭便秘黑黏不爽等，脉沉细或弦滑，舌质淡，苔腻，舌体胖大、有齿痕，舌脉瘀、重舌。

[辨证] 积热脾虚，痰湿浊瘀。

[治法] 消积导滞，健脾化痰。

[方药] 枳术消积丸（吞服）20g，槟榔 15g，白术 30g，枳实 15g，茯苓 20g，黄芪 40g，白头翁 30g，土茯苓 20g，泽兰 30g，川厚朴 15g，淫羊藿 30g，薏苡仁 30g，鸡血藤 30g，桂枝 15g。

[方解] 能吃而肥，是多囊卵巢综合征患者的特征之一，由"胃强脾弱"所致。胃火盛则消谷善饥，故能吃而肥也。胖人多虚、多湿、多痰。虚者气也，痰湿者邪也，导致正虚邪实。故取枳术消积丸吞服，以消积导滞清胃火、通腑泻热排肠毒，积消热除火毒去，邪去正安，为之君。槟榔、枳实助君药导滞下气之力，为之臣。李杲云："元气虚，百病生。"痰湿浊瘀等病理产物皆元气虚而脾失健运而生，故以黄芪、桂枝、白术、茯苓、川厚朴补气健脾、通阳化气行水；多囊卵巢致月经不调，与肾虚相关，经云："天癸至，任脉通，太冲脉盛，月事以时下，故能有子。"故以淫羊藿辛甘气温、女贞子甘苦气寒相伍，令肝肾阴平

阳秘，肾气旺矣；积热胃肠，耗气伤阴，以白头翁、土茯苓、薏苡仁、泽兰、鸡血藤清热解毒、活瘀利湿。取此三组药祛邪扶正，为之佐。

三、典型医案

【验案】多囊卵巢月经乖、补脾益肾化痰瘀

宋某，女，39 岁。2016 年 4 月 20 日初诊。

主诉：有多囊卵巢史 10 年，月经错后 20 多天，量少、两天净，末次月经 4 月 5 日。素来能吃、吃饭快，多辛辣油腻，消谷善饥、口臭，便秘，便下黑黏不爽、恶臭，白带多等，肥胖（85kg）。脉沉弦滑，舌质淡、苔腻，舌体胖大、有齿痕，舌脉瘀、重舌。

论析：素有饮食不节，消谷善饥，脾胃俱伤，脏腑功能紊乱，致痰湿浊瘀等病理产物堆积，故现以上诸多症状。

［辨证］积热脾虚，痰湿浊瘀。

［治法］消积健脾，化瘀祛痰。

［方药］枳术消积丸（吞服）20g，枳实 15g，槟榔 15g，白术 30g，茯苓 20g，黄芪 40g，川厚朴 15g，白头翁 30g，土茯苓 20g，泽兰 30g，淫羊藿 30g，薏苡仁 30g，鸡血藤 30g，桂枝 15g。15 剂，水煎服。

［方解］能吃而肥，胃强脾弱也，是多囊卵巢综合征的病因病机之一。胃强者阴火盛，消谷善饥，故能吃而肥也；脾弱者，虚也，虚则不运，痰湿浊瘀等病理产物堆积而虚胖。胖人多虚、多湿、多痰，导致正虚邪实，故取枳术消积丸吞服，以消积导滞清胃火、通腑泻热排肠毒，积消热除火毒清，邪去正安，为之

君。滞塞肠腑,传导失司,槟榔、枳实助君药导滞下气之力,为之臣。元气虚而脾失健运,故以黄芪、白术、桂枝、茯苓、薏苡仁、川厚朴补气健脾、通阳化气行水,扶正祛邪;多囊卵巢之月经不调与肾虚相关,经云:"天癸至,任脉通,太冲脉盛,月事以时下。"故以淫羊藿辛甘气温、女贞子甘苦气寒之性,寒温相伍,令肝肾阴平阳秘,肾气旺,经自调;积热胃肠,火毒浊瘀,正气愈伤,以白头翁、土茯苓、泽兰、鸡血藤清热解毒、活瘀利水祛其邪。取此三组药祛邪扶正,为之佐。全方共奏消积健脾、化瘀祛痰之功。邪重正虚,重拳出击,不用甘草之缓也。

复诊:5月4日。月经5月2日来,提前3日。大便黑黏,先多后少,轻松舒服,饥饿贪吃减轻,心情舒畅,体重减2kg,脉沉细,舌质红,舌胖、有齿痕、舌脉瘀、重舌。药证合宜,继服上方15剂。加除湿拔毒丹一料,每次6g,每日2次,温开水送服。

三诊:6月4日。大便每日1次,仍黑黏,饥饿轻,食量减1/3,头不晕,精神好,咽痒咳嗽,打鼾,月经超2日未来。脉细、舌红、舌胖、齿痕、舌脉瘀、重舌。积热耗阴,致喉源性咳嗽,继以上方加前胡20g,射干20g,7剂。

四诊:6月15日。6月4日下午月经来,仅后错2日,量少、无块、色正。咳嗽止、咽不痒,大便仍黑黏,五心烦热、盗汗,脉沉细,舌红,舌脉瘀、重舌。积热未尽,阴虚内热,上方前胡、射干,加牡丹皮20g,地骨皮15g,15剂。

五诊:7月13日。大便每日1次,色黄、成条、爽利。月经7月1日来,不痛、色正、稍多,3日净。饮食正常,体重78kg,减7kg。脉沉细,舌质红、舌脉瘀、重舌均轻。不想吃汤药,换用成药。病已渐轻,嘱生活规律,饮食有节,改小料制剂方便,继以消积拔毒、祛邪扶正。

枳术消积丸一料，每次 6～9g，量病增减，以轻泻为度，每日 2 次，温开水送服。

除湿拔毒丹一料，每次 6g，每日 2 次，温开水送服。

六诊：12 月 31 日。治疗半年多，月经基本准，后错少了，经量稍增，色正、无块、不痛，饮食、大便正常，脉沉细，舌淡红，同上药丸各一料，加参芪六君浓缩丸一料，每次 6g，每日 2 次，温开水送服，以资巩固。1 年后患者告知，完全好了。

[按语] 多囊卵巢综合征是多因素导致脾胃俱伤、脏腑功能紊乱，以致痰湿浊瘀等病理产物堆积所致。本案病因病机复杂多变，从积热论观点而言，为"能吃而肥，致积热火毒，胃强脾弱"所致，所以，治以消积导滞清胃火、通腑泻热排肠毒，积消热除火毒清，邪去正安；脾肾虚是关键，健脾补肾、调冲任、和阴阳、化气行水，以达扶正祛邪之目的，正复邪自去，令阴平阳秘，肾气旺盛，月经自调矣。

带下症

一、证治经验

妇人阴道分泌白色黏液，绵绵而下者，称之为带下。《素问》云："任脉为病……女子带下……阴中绵绵下也。"王冰注曰："任脉起于胞中，上过带脉，贯于脐上，起于季胁章门，似束带状，故曰带下。"带下，古代泛指多种妇科病，据色泽不同分为白带、赤带、赤白带、黄带、青带、黑带、五色带等，概括为"带下症"，多责之湿热为患；今多指由感染引起的阴道炎、宫颈炎、盆腔炎、盆腔积液，以及宫颈癌等。

带下症的病因病机复杂多变，综观前贤论治，多以湿热下注为主，治以清热利湿为法，如河间、洁古等皆从湿热立论。但湿热之成，有主于任脉经虚者，有主于热乘太阳者，有主于中焦浊气者，也有主于下焦郁滞者，凡此种种，无非明示湿热下注有各经之不同也。总不若张从正据经考证带脉受病原委为详悉也。他说："冲、任、督三脉，同起而异行，一源而三歧，皆络于带脉……以带脉束之，因余经上下往来，遗热于带脉之间，客热所郁，热者血也，血积多日不流，从金之化而为白，乘少腹间冤热，白物滑溢，随溲而下，绵绵不绝，是为白带。"又云："有白带如水，窍漏中绵绵不绝，臭秽不可近……此带本浊水，热乘太阳经，寒水不禁故也。"李杲阐述更为全面，认为带下症未必全拘于带脉，窃谓前证，或因六淫七情，或因醉饱房劳，或因膏粱厚味，或因燥剂所致，脾胃亏损，阳气下陷；或湿痰下注，蕴积而成，故言带也。带下症分多种，临证以白带属气多寒、赤带属血多热、黄带属湿化热而概括之。临证所见黄带污浊秽臭者，与积热火毒内郁、脾虚湿阻、湿热下注密切相关。

总之，带下症有寒、冷、湿、热、虚、实之分，治有攻下、温补之别，常以厚脾壮胃、补肾固本为治，又有健脾燥湿、清热利湿、消积导滞、化痰解毒、补气升涩之法，既探本穷源，又标本兼顾。当辨证论治，灵活机变，随证加减，合宜诸带，理法方药一以贯之，方得良效。

二、辨证论治

［症状］秽白如涕、绵绵下流、面黄无光、腰腿酸痛、身困

乏力、精神萎靡、心慌气短、面色萎黄、月经淡少，或崩中漏下。脉沉细无力，舌质淡，苔白腻或黄，舌体胖大、有齿痕，舌脉瘀。

［辨证］脾失健运，湿热蕴蒸。

［治法］补气健脾，化湿清热。

［方药］完带汤加味，白术 20g，党参 15g，苍术 20g，山药 30g，茯苓 20g，薏苡仁 30g，黄芪 30g，甘草 10g。水煎服。

［方解］脾失健运则湿由内生，白术、苍术燥湿健脾，为之君。党参、黄芪补气，助君药健脾补气之力倍，为之臣。山药、茯苓、薏苡仁渗湿健脾。取此六味疏肝扶脾、清热利湿，为之佐。甘草补中益气，调和诸药，为之使。全方共奏补气健脾、化湿清热之功。

此为基本方。若腰痛，加川续断、杜仲、菟丝子，补肾强腰；腹痛，加香附、乌药；久病虚寒，白带清稀，加鹿角霜、巴戟天；黄带黏稠秽臭，加土茯苓、黄柏、蒲公英、车前草；湿热下注，湿毒阴痒，加白芷、地肤子、蛇床子，并用外洗方（苦参、墓头回、黄柏、蛇床子、花椒）。

三、典型医案

【验案】脾虚湿阻白带症、健脾除湿胃气复

王某，女，35 岁，农民。2011 年 8 月 7 日初诊。

主诉：白带多 2 年余，纳差食少，便溏，每日 2 次，腰腿酸痛、身困乏力，干农活时心慌气短，面色萎黄，月经淡少，淋漓 10 余日。脉沉细无力，舌质淡，苔白腻，舌体胖大、有齿痕，舌脉瘀。

论析：脾胃为气血之源、后天之本，脾胃虚弱，一则化源不足，气血亏虚，二则健运失司，湿浊内生，故见上症。

[辨证] 脾肾不足，湿热下注。

[治法] 健脾补肾，芳香化湿。

[方药] 完带汤加味。白术 20g，苍术 20g，党参 15g，山药 30g，茯苓 20g，芡实 20g，鹿角霜 15g，白扁豆 30g，黄芪 30g，甘草 10g。14 剂，水煎服。

[方解] 脾失健运则湿由内生，白术、苍术燥湿健脾，为之君。党参、黄芪大补元气，助君药健脾补气之力，为之臣。山药、茯苓、芡实、白扁豆健脾补肾、收涩止带。取此六味疏肝扶脾、清热利湿，为之佐。甘草补中益气，调和诸药，为之使。全方共奏健脾补肾、芳香化湿之功。

外洗方：苦参 30g，墓头回 30g，黄柏 15g，蛇床子 20g，马齿苋 30g。3 剂，水煎外洗。

复诊：9 月 7 日。患者的丈夫在郑州打工，转告其白带已止，饮食好，有力气，能下地干活，但月经少、色淡。此为邪去正未复，予参芪六君浓缩丸补气健脾、养血和血以调经。

[按语] 李杲曰："脾胃病，百病生。"本案即先病脾胃，妇科病接之而来。盖脾胃者，后天之本也，元气之府、气血之源。脾胃虚则化源竭、气血亏，月经失调。失健运，湿浊生，白带成。健脾收涩而带止，邪去正安，正虽复而化血来迟，月经尚未全复，予参芪六君浓缩丸，补气健脾以固本源，养血和血以调月经。

儿 科

防重于治，本书从"治未病"理念出发，首先阐述育婴养儿有真道，把握小儿生长发育的三个时期，调好脾胃，奠定基础，使小儿终身受益。小儿稚阳之体，脾胃发育尚未完善，消化吸收功能不足，喂养失当则多内伤脾胃，引发诸多病症，以厌食、积滞、疳积、贪吃为内伤四主症。六淫时邪外袭，感而即病，缘于内伏积热，常以感冒、喉源性咳嗽、扁桃体肿大、咳喘为外感四症，亦夹内伤，故有"无伤不感"之论。这是小儿内伤外感的特征。此处儿科内容仅限于与脾胃相关、积热内蕴的内伤、外感部分常见病症。

育婴养儿有真道

一、重视人体快速生长的三个时期

儿童是祖国的花朵、人类的未来，所以，养生保健，促进生长，完善发育，防病于未然，绝不能忽视。要科学育婴养儿，首先要抓住人体生长三个时期的养生保健措施落实。

1. 出生后的头 3 个月　出生后头 3 个月是小儿发育最快的时期，民谚有"百天圆膘"之说。的确，3 个月胖乎乎，无灾无病，是母乳之功也，所以，提倡母乳喂养最好。母乳营养丰富、全面，能增强免疫，且胆固醇含量高，有利于婴幼儿神经组织的发育，还含有能促进脑部发育的 ω–3 脂肪酸、DHA 和 ARA、脂肪酶，容易吸收。配方奶粉不含胆固醇和脂肪酶，而含植物脂肪，由于没有脂肪酸而不能完全吸收，所以，母乳优于配方奶粉。即使需要配方奶粉，也不宜浓稠、过量，最好能以米汤油稀释，因其富含多种营养物质，最能健脾养胃，保护胃气，胃气盛，则能食、能消而不伤。母乳内脂肪酶含量随婴儿的生长而逐渐递减，所以，随着婴儿月龄增长，应逐渐添加含有动植物食材的粥糊食品，以健脾养胃，培养食性，调适胃口，加强营养，为小儿快速生长发育奠定基础。

2. 3 岁是小儿快速生长发育的时期　小儿 3 岁前，生长发育尚未完善，消化吸收功能差，免疫力低下，如喂养失当，则外感、内伤疾病易发，民谚有"三冬三夏，才算娃娃"之谓也。3 岁以内是完善脏腑功能发育的关键，亦是由母乳到成人饮食结构过渡的阶段，饮食宜清淡、温润、软绵、易消化、好吸收、营养丰富全面。笔者从"养好脾胃、健康一生"的理念出发，研制出小儿 3 岁内必加主食"婴儿全养糊"（江米、小米、麦粉、怀山药粉、核桃仁、黑芝麻、鸡肝粉、蛋黄粉、蔬菜粉）。李杲《脾胃胜衰论》曰："胃气盛，能食而无伤。"又曰："凡真气、元气、阳气、卫气、一切生发之气，诸气之名异实同，皆水谷之气所化，其实一也。"水谷之气，就是胃气、正气、能量。如何保护胃气、保障营养、促进生长、完善发育？各种粥类最养胃气。胃和而眠安，睡眠是最好的休息，亦是小儿生长发育过程的必须条件。小儿长个靠生长激素，只有熟睡 4 小时以上，生长激素才能分泌旺盛，所以，卧不安影响小儿生长发育。民谚说得好："小儿要得安，常带三分饥和寒。"医生强调饮食有节、不可太暖，亦是这个道理。因为小儿为稚阳之体，脾胃发育尚未完善，饮食不节，屡伤脾胃，胃不和则卧不安，影响睡眠，进而会影响身体发育。

3. 青少年时期 青少年时期正是长身体时期。民谚有"男长三十慢悠悠，女长十八大丫头"之说，所以，这一阶段的饮食营养和体育锻炼特别重要，能量充盛和适量运动是必备条件。饮食有节，保护脾胃，养好胃气，受益终生，但现实状况未能尽如人意。俗语"小孩吃饭不知饥饱，睡觉不颠倒"一语道破天机，说明饮食不节、暴饮暴食，损伤脾胃，胃不和则卧不安。临证多见中小学生出现两个极端：一则厌食、积滞、疳积，或能吃而干瘦，好上火，易感冒；一则贪吃无度，嗜食肥甘，能食而肥，困倦欲睡的小胖墩儿。

总之，以上是人体生长发育的三个关键时期：3 月龄是生长最快的时期；3 岁是快速生长、完善发育的时期；20 岁左右，是青少年强身健体的时期。只要把握好这三个时期的养生保健措施，自然健康少病。

防重于治、五字决胜

脾胃乃后天之本，"脾胃一伤，百病由生"，延至成年，乃至终生，脾胃病缠绵、留恋、反复，由此衍生多种疾病，所以，笔者结合"治未病"思想，提出预防脾胃病要从娃娃抓起，保护脾胃，健康一生。为此，"防、健、消、养、补"五字诀应贯穿治疗小儿厌食、积滞、疳积、贪食四症的全过程，即使外感四症也需参以此法。

1.防　防患于未然，犹筑城、屯兵、御敌，拒邪于外。

防，即针对小儿脏腑娇嫩、脾胃虚弱、易虚易实的生理病理特点，处处注意保护脾胃的纳运功能，饮食有节，勿使有伤，令胃气盛，能食能消而无伤，以预防厌食、积滞、疳积、贪吃诸症发生。卫气出中焦，土能生金，胃气盛，肺卫固，正气强，抗六淫，御时邪，免侵袭，所以，脾胃强，卫气固，外感四症亦能防。正所谓"正气存内，邪不可干。"

婴儿时期失于母乳喂养，或母乳不足、混合喂养，或人工喂养者，多有不当，损伤脾胃，消化不良，大便稀溏，可加"莲肝糊"（莲子肉粉、鲜肝粉、牡蛎粉、山药粉、面粉等，均炒至微黄气香），用温开水冲调成糊状，每日 2～3 次服。既健脾益胃、固后天之本，又能补锌增钙、开胃进食、健脾止泻。或有腹泻，兼夹乳瓣、绿便者，为胃肠积热，当于助消化药中兼以清热之品，勿用苦寒败胃之黄连等，药食兼用之车前草、蒲公英、马齿苋清热利湿、健胃止泻较为适宜。

婴幼儿生长发育较快，营养要丰富，更要注意饮食调护。如有感冒，应及早处理，以桑叶、苏叶、芦根、葛根、连翘、生姜煎汤服，发汗解热即愈；不便口服者，可改为肛门注射；或外治用"退热擦剂"（桂枝、苏叶、生姜、羌活之蒸馏液加促透剂制成），涂于前胸后背、腋窝、颈项、五心。内外合治，引汗解表，谓之"接汗法"，凸显外治优势。中药汤剂肛门注射，直肠给药优点多多，既可避免肝首过消除效应及胃肠酸碱消化液降解药效之弊端，又防止药物对胃肠道的刺激，减轻肝脏负担，方便速效，且解决了小儿服药难的问题。

2. 健 健脾正气旺，能食而不伤。

健，即健脾和胃，增强脾胃消化吸收功能。胃气盛，能食能消而无伤，以充气血之源、固后天之本，何有厌食、积滞、疳积、贪吃四症发生？胃主纳谷，脾主运化，健脾养胃，贯穿始终，服"怀山药粥""鲜山药泥"（熟山药捣泥，加米汤油调成稀稠合宜之糊状）最为合宜。怀山药药食兼用，性味甘平，作用缓和，补气养阴，补而不滞，且能健脾，滋而不腻，又能利湿，滑润之中又兼收涩止泻，故《神农本草经》列之为补肺气、健脾胃、益肾命之上品。现代研究表明：山药中富含皂苷、黏液质、淀粉、氨基酸、糖蛋白、维生素 C 等 20 多种营养保健成分，对人体有特殊保健作用；山药中富含消化酶，能促进蛋白质、淀粉的分解消化，营养丰富，最易消化吸收，还有固涩大肠之功。故婴幼儿以山药补气健脾、益肺养阴、固肾命最为合宜，切忌过早、过多吃肉而造成消化不良。如因脾虚便溏、腹泻、消化不良，可首选婴儿素、莲肝糊、参苓白术颗粒等内服，以健脾益胃，增强消化吸收功能，达到脾健而清阳升，胃和而浊阴降，则升降有序，纳运如常，气旺血足，邪不可干，防病于未然。

3. 消 消积导滞祛其邪，邪去正自复。

消，即消积导滞，调畅气机，令邪去正安，以复胃肠功能。正所谓"胃肠属腑，泻而不藏，以通为用，以泻为补"。婴幼儿脾胃虚弱，易虚易实，喂养不当，饮食不节，损伤脾胃，致使胃肠消化吸收功能紊乱，极易发生厌食、积滞、疳积、贪吃等胃肠消化不良病症，积热火毒，内郁外发导致多种病变。故根据不同病情，选用消积、导滞、化疳、通腑、泻热祛邪法，使邪去正复，纳运复常。厌食初期，轻者可服健胃消食片，重者服新曲片（神曲、苍术、白术、枳壳、藿梗、苏梗、鸡内金、砂仁、高良姜、山楂、三棱、莪术），以醒脾开胃、消食化积，增强脾胃消化吸收功能和免疫力。若食积不化，气滞血瘀，形成积滞而见厌食、消瘦、饱胀、胃痛、吐泻、流涎、磨牙、口臭、盗汗、低热、俯卧、烦躁不安、手足心热汗出等症，可用枳术消积丸、疳积消颗粒，以消积导滞、健脾化疳，令腑气通畅，恢复胃肠消化吸收功能。若积滞胃脘，化火成毒，阳明热盛而见呕吐、口渴、口黏、口臭、口疮、咽喉肿痛、高热、大便秘结者，急则治标，先服汤剂（大黄、枳实、炒莱菔子、槟榔、川厚朴、连翘、蒲公英、牡丹皮、赤芍、黄连、栀子等），以消积导滞、通腑泻热、益阴排毒，使积去热退；继以养阴益胃，用沙参麦冬汤和疳积消颗粒以资巩固。若积久不消，化热伤阴，出现面黄肌瘦，唯腹独大、发枯成绺，低热盗汗，疳积已成者，此乃久病正虚，治当从缓，慢病微药，徐徐消补，不求速效，但求缓功，可用疳积消颗粒，以消积化疳、益胃养阴，既增食欲，又促吸收，补锌增钙，有利康复。正所谓"邪去正自复"。

4. 养　养脾胃阴阳，复后天根本。

养，有两层含义：一养胃气，二养胃阴。养胃益阴，健脾升阳，促进消化吸收功能恢复。李杲《脾胃论·脾胃胜衰论》云："胃中元气盛，能食而不伤。"叶天士云："胃为燥土，喜润恶燥，得阴始安。"故当养胃益阴。脾为湿土，喜燥恶湿，得阳始运。婴幼儿脾胃虚弱，易虚易实，故主健脾和胃助消化。食积伤胃害脾，化热耗阴伤液，或吐泻大伤胃阴脾阳，阴伤则胃燥而气上逆，不能纳谷消化，脾阳伤则便溏腹泻，或病至后期，阴伤液枯，气阴双亏，皆当气阴双补、养阴益胃、滋润降逆。首先以水果粥（梨、苹果、山药、山楂、小米或大米）甘酸化阴、养胃益脾，食疗食养，同时频服一贯煎、滋胃膏（沙参、麦冬、玉竹、山药、白芍、甘草、枇杷叶、粉葛根、饴糖），令胃得滋润而逆气自降，则胃液分泌旺盛，自能消化。胃得润始降，脾得阳始运，脾胃合德，升降有序，纳运复常，后天之本固矣。

5. 补　食补胜于药，民以食为天。

补，常言"药补不如食补"，小儿主要指食补，在治疗厌食、积滞、疳积、贪吃四症的同时，配合食疗食养，养胃健脾，益气补中，正如《千金要方·食治》云："夫为医者，当须先洞晓病源，知其所犯，以食治之。食疗不愈，然后命药。"故小儿脾胃虚弱，各种粥类最能益胃健脾，促进脾胃消化吸收功能恢复，可选用莲藕大枣粥（莲子粉、藕粉、大枣片、大米等）、江米山药莲子粥（山药粉、莲子粉、江米粉等）、山药鸡子黄粥（张锡纯方：山药粉、熟鸡蛋黄）、鲜肝泥、山药泥等。粥之做法甚有讲究，文火慢熬，令稠者愈稠，黏者愈黏，黏稠之性，最能顾护胃肠，益胃养阴，健脾助阳，固本以防复也。

内伤四症——厌食、积滞、疳积、贪食

一、证治经验

小儿脏腑娇嫩，气血未充，牙齿未全，脾胃发育尚未完善，消化吸收功能较差，喂养失当，脾胃俱伤，则常易发生厌食、积滞、疳积、贪食四症。前三者，名异源同，饮食不节，脾胃俱伤，消化不良，呈递进关系，逐渐加重；后者，贪食无度，胃火炽盛，火克食，消谷善饥。李杲《脾胃胜衰论》谓之："善食而瘦者，胃伏火邪于气分。"实为"胃强脾弱"，食而不消，积而化热所致，愈热愈食，愈食愈积，愈积愈热，恶性循环。凡事皆有度，过犹不及，反过来又会导致厌食、积滞、疳积等症发生。四症互为因果，皆因积热为患，故合并论治。

因脾虚胃弱，乳食伤胃而厌食；因脾失健运而积滞不化；因积滞化热、耗气伤阴而成疳积；因积热、胃火亢盛而贪食无度，皆邪伤正也。病既成，脾胃愈伤，影响消化吸收，必然导致儿童营养缺乏。饮食是人生命活动所需能量的唯一来源，李时珍曰："饮食者，人之命脉也。"故必须祛邪扶正，匡正脾胃功能，恢复饮食营养。

针对饮食不节、脾胃俱伤，首先以消积导滞，清热除蒸，祛其邪；继以益气养阴，调理脾胃，扶其正，促进饮食消化吸收功能恢复，令五脏六腑、四肢百骸尽得充足营养。

二、辨证论治

1. 厌食

[症状] 食少而瘦，挑食偏食，面黄鼋黑，腹痛饱胀，口臭便秘，易感冒，常上火，咽痛，流涎，磨牙，烦热，盗汗，脉细弦数，舌质淡红，苔薄白腻，舌胖、齿痕，花剥苔。

[辨证] 乳食不节，脾胃俱伤。

[治法] 消积导滞，健脾和胃。

[方药] 五消饮化裁。焦山楂、焦神曲、焦麦芽（焦三仙）各12g，槟榔10g，炒莱菔子12g，枳实10g，生白术20g，鸡内金15g，连翘20g，蒲公英30g，甘草10g。水煎服。

［方解］饮食伤胃，当先以焦三仙消食健胃助消化，为之君。以槟榔、炒莱菔子消积除胀，为之臣。厌食因脾虚食伤，纳运失司，故以枳实、生白术、鸡内金消补兼施，补而不滞，消而无伐，正盛邪不复伤；积郁化热，热伤胃阴而厌食，以连翘、蒲公英甘寒清热、益阴润胃。取此五味，消补兼施、清热益阴，为之佐。甘草补中调和诸药，为之使。全方共奏消积导滞、健脾和胃之功。辅以专病专药疳积消颗粒续服，巩固善后。

疳积消颗粒 1 袋，每次 1～3g，每日 3 次，饭前服。

2. 积滞

［症状］能食而瘦，面色黧黑，胃痛，腹胀，口臭，便秘，唇赤，流涎，磨牙，烦热，盗汗，易感冒，常上火，咽痛，扁桃体肿大，脉细数，舌质红，苔花剥，舌脉瘀，重舌。

［辨证］食伤脾胃，积滞化热。

［治法］消积导滞，清热养胃。

［方药］七消饮化裁。焦山楂、焦神曲、焦麦芽（焦三仙）各 12g，槟榔 10g，炒莱菔子 12g，牵牛子 10g，枳实 10g，生白术 20g，茯苓 15g，鸡内金 15g，连翘 20g，蒲公英 30g，栀子 15g，甘草 10g。水煎服。

［方解］食伤脾胃，纳运失司，当先以焦三仙消食健胃助消化，为之君。以槟榔、炒莱菔子、牵牛子消积导滞、行气除胀，为之臣。脾虚伤食，积滞不化，故以枳实、生白术、茯苓、鸡内金消补兼施，补而不滞，消而无伐，正盛邪不复伤；积郁化热，积热伤胃阴而消化不良，首清胃火，胃火清则十二经之火熄，故以连翘、蒲公英、栀子甘寒清热、益阴润胃。取此七味，消补兼施、清火益阴，为之佐。甘草补中调和诸药，为之使。全方共奏

消积导滞、清热养胃之功。辅以专病专药疳积消颗粒续服，巩固善后。

3. 疳积

[症状] 纳差食少，口臭便秘，胃痛腹胀，磨牙流涎，卧不安席，四肢消瘦，唯腹独大，面色黧黑，精神萎靡，发枯成绺，五心烦热，自汗盗汗，易感冒，常上火，咽痛，低热，扁桃体肿大，打鼾，脉弦细数，口唇赤，舌质红，苔花剥，舌胖齿痕，舌脉瘀，重舌。

[辨证] 积热化火，气阴亏损。

[治法] 消积化疳，清热养阴。

[方药] 疳积饮加减。焦山楂、焦神曲、焦麦芽（焦三仙）各15g，生白术20g，枳实15g，鸡内金15g，白头翁20g，生何首乌12g，连翘20g，蒲公英30g，辽沙参30g，牡丹皮20g，地骨皮12g，甘草10g。水煎服。

[方解] 疳积之症，缘于积热胃肠，气阴耗伤，五脏六腑、四肢百骸俱失其养而干瘦，并发多病。治病必求于本，疳积之本为积热，病机为热耗气阴，其标为诸症并发，故首选消积导滞助消化之品焦三仙，使积消热除，为之君。脾主运化，虚则失运而积伤，故以白术、枳实、鸡内金消补兼施，补而不滞，消而无伐，正盛邪不复伤，为之臣。积热胃肠气阴伤，热结便秘毒内藏，故以白头翁、生何首乌苦寒清热、通便解毒；余热未清，以连翘、蒲公英、辽沙参清热养阴；骨蒸潮热在阴分，以牡丹皮、地骨皮除骨蒸潮热。取此七味清热、通便、解毒、养阴，为之佐。甘草味甘，和诸药而解百毒，为之使。全方共奏消积化疳、清热养阴之功。先以汤剂荡涤祛邪扶正，小儿服药不易，或可加

蜂蜜矫味。辅以专病专药疳积消颗粒续服，巩固善后。

4. 贪吃

［症状］能食而瘦，面色黧黑，饥饿哭闹，见食即吃，嘴不能停，越吃越多，口疮口臭，便秘恶臭，时有低热，五心烦热，自汗盗汗，俯卧不安，磨牙流涎。易感冒，常上火，咽痛，唇赤，脉细弦数，指纹紫暗。舌质红，苔花剥，重舌。

［辨证］胃火亢盛，消谷善饥。

［治法］清热养阴，消积化疳。

［方药］自拟方。枳壳 12g，生白术 15g，莱菔子 15g，焦山楂、焦神曲、焦麦芽（焦三仙）各 15g，鸡内金 12g，蒲公英 15g，连翘 10g，辽沙参 15g，麦冬 12g，生地黄 12g，甘草 10g。3 剂。一剂煎服 2 日，每日 3～4 次分服，少量频服，免伤胃致吐。

疳积消颗粒一料（100g），每次 1g，每日 2～3 次，温开水或米汤调服。

［方解］胃火亢盛，则消谷善饥，火克食也，先清胃火。胃火之源，由积化热而生，积去热除而火清，故当消积导滞清胃火、通腑泻热排肠毒，积去热除火毒清。鉴于小儿脏腑娇嫩，易虚易实，唯枳、术消补兼备，最为稳妥，为之君。毕竟胃火源于积热，消积导滞是关键，故以鸡内金、莱菔子、焦三仙助君药消积导滞之力，为之臣。胃为燥土，得阴（润）则安，佐以蒲公英、连翘、辽沙参、麦冬、生地黄清热益阴，为之佐。甘草清热解毒、补中益气、调和诸药，为之使。全方共奏消积导滞、益胃养阴之功。祛邪扶正，以复气阴，气阴复则脾胃和，邪火去则纳运平。辅以专病专药疳积消颗粒续服，巩固善后。

三、典型医案

【验案一】面黄肌瘦疳积症、积消脾健化源充

张某，男，13 岁，小学生。2010 年 2 月 22 日初诊。

主诉： 纳少，无食欲，挑食，面黄肌瘦，夜卧不安，大便干结，怕冷，身困乏力，脉细无力，舌质淡，体胖大，齿痕。

论析： 素体脾胃虚弱，故纳差、食少、无食欲、便秘；积滞于中，胃不和则卧不安；气虚卫阳不固则怕冷；脾主肌肉、四肢，虚则不运，化源不足则面黄肌瘦、困乏无力、脉细、舌淡、舌体胖大有齿痕。

[辨证] 积滞胃肠，纳运失司之厌食症。

[治法] 消积导滞，益气健脾。

[方药] 枳术消积丸化裁。白术 20g，茯苓 20g，枳实 15g，焦山楂、焦神曲、焦麦芽（焦三仙）各 15g，炒莱菔子 15g，槟榔 10g，牵牛子 6g，鸡内金 15g，甘草 6g。7 剂。

疳积消颗粒一料。每次 4g，每日 3 次，冲服。

[方解] 胃主受纳，虚则不纳，故不欲食；脾主运化，虚则不运，故纳而不运，则积滞不化。白术甘苦而温，健脾益气。《本草通玄》云："补脾胃之药……土旺则能健运，故不能食者，食停滞者，有痞满者，皆用之也。"茯苓味甘，入脾经，健脾补中，助白术渗湿健脾，为之君。枳实辛开苦降，善破气除痞、消积导滞；炒莱菔子利肠胃之气，主饮食停滞、不思饮食，为之臣。取焦三仙、鸡内金消积开胃，牵牛子、槟榔消积导滞，此六味消食导滞为之佐。甘草调和诸药，为之使。全方共奏益气健脾、消积导滞之功。

二诊：3月4日。食欲好转，大便不干，每日1次，余症如前。再服12剂。

三诊：3月20日。食欲好，饭量增加，面有光泽，睡眠安稳多了。大便不干，每日1次，怕冷，脉细，舌质淡，舌体胖大有齿痕，苔薄白。积消邪去，脾运未复，温中健脾、和胃消积以复脾运。

处方：白术20g，茯苓20g，枳壳15g，黄芪20g，桂枝12g，干姜10g，炒莱菔子15g，槟榔10g，牵牛子10g，山楂30g，麦芽20g。12剂。

四诊：4月5日。气色好，面有光泽，食欲好，脉细，舌质淡红，舌体胖大有齿痕。积消脾复，予香砂六君子丸巩固。

[**按语**]"胃主受纳，脾主运化。"小儿脾胃功能尚弱，复加饮食不节、偏食、挑食及喂养不当，皆伤脾胃。胃伤而纳减，脾伤而运迟，因而厌食、积滞频发，导致化源不足而面黄肌瘦。内有积热，易遭外患，因而感冒、发热、咳嗽，甚至扁桃体肿大、化脓，输液抗菌已成常规治疗，更伤脾胃，体质下降，极易反复。脾胃是后天之本，亦是抗病之本、康复之本。中医治病以人为本，健脾护胃、消积导滞、扶正祛邪，恢复脾胃功能而气血化源充足，则五脏六腑、四肢百骸皆得其养，"正气存内，邪不可干"。

【验案二】纳差食少疳积症、消积化疳促康复

李某，女，2岁6个月。2012年4月4日初诊。

母代诉：小时缺母乳，全靠奶粉、肉松、蛋黄喂养，渐至纳差食少、厌食、便秘、消瘦、低热、俯卧不安、流涎、口臭。

论析：母乳养儿增免疫，缺则大忌，喂养不当伤胃气，故纳差消瘦，形成疳积。

［辨证］积滞不化，气阴俱伤之疳积。

［治法］消积化疳，益气养阴。

［方药］附：疳积消颗粒（1000g 成品处方）

炮山甲（代）70g，醋鳖甲70g，醋龟甲70g，净鸡内金100g，生牡蛎70g，醋三棱30g，醋文术30g，山楂肉60g，羊肝粉50g。共计550g。

辅料为白糖150g，红糖150g，山药粉130g，葡萄糖酸锌10g，硫酸亚铁10g。共计450g。

上药共为细粉，红白糖熬水，与山药粉勾芡作糊，加乙醇，调和药粉制粒，低温烘干，分装密封，干燥阴凉处保存。

用量：周岁以内小儿，1g/次；1～2岁，2g/次；3～4岁，3g/次；5～6岁，4g/次；7岁及以上，5g/次。每日2～3次，餐前以开水或稀汤送服。也可烙成薄焦饼食疗，香酥脆甜，小儿更喜食之。

薄焦饼制法：适量白面粉、鸡蛋、芝麻、盐等，加入以上5日的药量，烙成薄焦酥饼。

疳积消颗粒一料（100g/袋），每次2g，每日3次，冲服。改变喂养方法，以食疗食养为主，山药大枣粥、果蔬汁养胃气，鸡蛋羹、奶粉以米汤油稀释，易消化，好吸收，勿食肉。

［方解］小儿为稚阳之体，脏腑娇嫩，脾胃虚弱，正气未充，易虚易实。如乳食不当，饥饱失宜，寒温失度，最易外感风寒，内伤乳食，均可导致胃肠功能紊乱而纳运失常，乳食不化，轻则厌食，重则吐泻，失治误治，重伤脾胃，食积气滞，郁而化热，

气阴耗伤，日久成疳。故首当消食健脾，以祛邪扶正。《脾胃胜衰论》曰："胃气盛，能食而不伤。"鸡内金甘平，入脾胃经，甘能健脾强胃，生发胃气，消中兼补，又能养胃阴、生胃津、消瘀积，为健脾消食之圣药。凡食积内停所致之症皆可常用，尤适宜脾虚食积、积久耗气伤阴之小儿疳积。现代研究结果，鸡内金含胃泌素、角蛋白等，不含任何消化酶，故作用较慢而持久，这是因为其吸收到血液后，通过体液因素兴奋胃壁的神经、肌肉而促进胃液分泌，使胃酸度增高，消化力增强，胃肠运动加强，排空加快。本方用之，取其健脾强胃之功，为治本之策，故为君药。食积既成，气滞血瘀，山楂酸甘微温，可消食健胃、活血散瘀，甘能健脾，酸能开胃，促进胃液分泌而助消化，尤以消油腻肉积为特长，为治油腻积滞、小儿疳积之要药；三棱、莪术破血行气，消积止痛。本方取三者健脾开胃、化积活瘀止痛之功，助君药健脾强胃、化积行气、促进消化，为臣药。积久气阴耗伤，潮热盗汗，取龟甲、鳖甲、牡蛎等咸寒滋阴潜阳之品，壮水之主以制阳光，咸能入血走阴，入肾生水，寒能清热，为治阴虚阳亢、潮热盗汗之要药，其所含骨胶原、角蛋白、钙、碘、维生素D及多种氨基酸能促进钙吸收，补钙强骨；还有羊肝，含大量锌元素，补锌、消食健胃，是食补之妙品，善治小儿厌食；山药甘平，入脾经，健脾益肾，补气养阴，味甘而多汁，既能补脾气，又能补脾阴。本方取此五者，滋阴清热，补锌、钙，强骨，供给丰富营养，为佐药。红白糖甘酸化阴，和缓益脾，调和诸药，为使。全方共奏健脾开胃、消积化疳、行气活血之功，以改善循环，调理胃肠，补钙壮骨，加锌增食，促进消化，改善营养。正与儿童营养缺乏症病机相符合。精制颗粒剂者，甘甜方便，为小儿所喜。

复诊：4月20日。服药加食养半个月，患儿明显好转，食欲好，食量增加，不便秘，无低热，不俯卧，流涎、口臭消失，精神好，不烦躁。药证相符，法合病机，久病初愈，继依上法，巩固半个月后，嘱以食养。

[按语] 胃肠属腑，以通为用，消积导滞祛其邪。胃气者，后天之本，康复之需，食养胃气扶其正，助食消药布，是治疗小儿疳积的重要法则。关于鸡内金，《本草求原》以其单味研末服，治食积腹满；《医学衷中参西录》的益脾饼用之治久泻完谷不化；《寿世新编》以之与车前子研末服，治小儿疳病；还有新安县的羊肝散、猪肝散、豫西薄饼、禹州的三棱丸、郑州的鲜肝散等地方验方，都用到鸡内金。结合临床经验，针对小儿服药难的特点，拟订本方，设计为颗粒剂，甜香方便，小儿乐意接受，颇受欢迎，用之多年，疗效极好。

【验案三】贪食无度积热盛、消积清热益胃阴

张某，女，1岁5个月。2001年4月15日初诊。

母代诉：产后缺母乳，奶粉代之，喂养2个月后，饥饿哭闹，奶粉加量，口疮、口臭、便秘日重，盗汗、卧不安，半岁后添加辅食，越吃越多，见食即吃，嘴不能停，时有低热，五心烦热，消瘦、俯卧、流涎。脉细数，舌红、苔腻、舌胖、重舌，指纹紫暗。

论析：喂养不当，积热胃肠，消谷善饥；饮食自倍，脾胃俱伤，积滞不化，故消瘦、俯卧、流涎；积热火毒，内郁外发，故见口疮、口臭、便秘、卧不安；积热耗气伤阴，故见五心烦热、盗汗、自汗、脉细数、舌红、重舌，指纹紫暗。

〔辨证〕胃肠积热，气阴俱伤。

〔治法〕消积导滞，益胃养阴。

〔方药〕自拟方。枳壳 12g，生白术 12g，焦山楂、焦神曲、焦麦芽（焦三仙）各 15g，鸡内金 10g，蒲公英 15g，连翘 10g，辽沙参 15g，麦冬 12g，生地黄 12g，甘草 10g。3 剂。一剂煎服 2 日，每日 3～4 次分服，少量频服，免伤胃致吐。

疳积消颗粒一料（100g），每次 1g，每日 2～3 次，温开水或米汤调服。

〔方解〕积热胃肠，当消积导滞，使积去热除。鉴于小儿脏腑娇嫩，易虚易实，枳、术消补兼备，最为稳妥，为之君。取鸡内金、焦三仙助君消积导滞之力，为之臣。胃为燥土，得阴（润）则安，积郁化热，取蒲公英、连翘、辽沙参、麦冬、生地黄清热益阴，为之佐。甘草清热解毒，补中益气，调和诸药，为之使。全方共奏消积导滞、益胃养阴、健脾补中、通腑排毒之功。

复诊：4 月 19 日。饥饿、口臭均减轻，大便通，汗少，卧安，家长要求多取点药。方证相符，初见疗效，同上方 7 剂，以继药力，服法同前。疳积消颗粒 2 料，服法同前。

三诊：5 月 12 日。食欲仍好，但知饥饱，大便不干，每日 1～2 次，口不臭。自汗盗汗已止，指纹淡红，舌淡红，苔薄白，舌体不胖，重舌消。积消邪去，尚需食疗食养，粥养胃气，间服疳积消颗粒，以固本防复。

〔按语〕小儿脏腑娇嫩，易虚易实，治必稳妥。本案胃肠积热，邪实也！邪之所以实，缘正气虚。《脾胃胜衰论》云："胃气盛，能食而不伤，过时而不饥。"新生儿脾胃发育尚未完善，缺母乳喂养，加之奶粉难消化，喂养失当，重伤胃气，积滞化热，则消谷善饥，愈食愈积，愈积愈热，恶性循环。故治当消积，又当扶正，枳、术合宜，既平且稳，似乎力逊，更加消导以助之，再辅清热养阴、健脾补中，则邪热去，正气复，可谓祛邪扶正、固本防复也！

【验案四】积滞化热吐泻症、消积导滞胃肠宁

郁某，男，12 岁，学生。2008 年 11 月 13 日来诊。

主诉：熟睡时磨牙年余。面黄黧黑，失神有斑，消瘦乏力。素有偏食、厌食，习惯喝饮料，大便秘溏交替，辄因饮冷纳凉即呕吐、腹泻。脉沉细，舌质淡，舌体胖、有齿痕，舌苔黄腻。

论析：自幼脾胃虚弱，饮食不节，重伤脾胃，化源不足，则面黄黧黑、失神有斑；积滞化热，阴火上炎，则磨牙、口臭；脾虚失运，则呕吐、腹泻、舌质淡、苔厚腻、舌体胖大有齿痕、脉沉细。

　[辨证] 脾胃虚弱、积滞不化之疳积症。

　[治法] 先消积导滞祛其邪，再益气健脾固其本。

　[方药] 芍药甘草汤加味。槟榔 15g，牵牛子 10g，山楂 20g，炒莱菔子 15g，威灵仙 20g，白芍 20g，甘草 10g。5 剂。

　[方解] 脾虚失运，食积不化，积滞化热，故当消积导滞祛其邪，使积消热除。槟榔善行胃肠之积气，长于消积导滞；牵牛子苦寒有毒，归肺、肾、大肠经，可泻下、消积、杀虫，二者相须配对，为之君。山楂酸甘微温，消食化积、行气散瘀为其长，《本草纲目》谓其："化饮食，消肉积。"莱菔子，辛甘平，消食除胀，为之臣。积去热除，但拘挛抽掣未止。用威灵仙辛散温

通，性猛善走，通行十二经，尤善治拘挛掣痛，《药品化义》云："灵仙，甚猛急，善走而不守，宣通十二经络。"芍药甘草汤酸甘化阴，滋阴养血，缓急止痛，专治阴虚筋脉失养所致拘挛，现代研究示其有抑制平滑肌痉挛的作用，为之佐。甘草调和诸药，为使。全方共奏消积导滞、缓解痉挛之功。

复诊：2009 年 1 月 20 日。服药后睡时磨牙大减，偶尔几声，不持续，脉细，舌质淡。药证相符，症有所减，继上方再服 7 剂。

三诊：2 月 3 日。面色由黄黑转白，有神，色斑渐消，不再磨牙，食欲好转，食量增加，脉缓弱，舌质淡红，舌苔薄白。积消热去，脾虚未复，当健脾益气，固本防复。

调方：太子参 15g，白术 20g，茯苓 15g，白扁豆 15g，焦山楂、焦神曲、焦麦芽（焦三仙）各 15g，炒莱菔子 10g。8 剂。

四诊：4 月 10 日。母代诉，自服上药，小孩能吃能喝，胖了，也白了，没再磨牙，上学太忙，不能来，想开点中成药巩固。嘱饮食调养，无须服药。

[按语] 小儿食积化热导致磨牙者甚为常见。盖龈者胃之络，齿乃骨之余，齿与龈皆居于口，脾胃虚弱，谷食下流，阴火乘胃，灼阴而拘挛抽掣，磨牙作矣。积滞郁而化热，肺胃阴伤，土不生金，金难生水，真阴亏而阴火上炎，恶性循环。积消则热除，健脾则纳运复，标本兼治，邪去正复矣！

【验案五】中西理念同中异、小儿疳积明此理

石某，男，10 岁，小学生。2010 年 2 月 2 日来诊。

代诉：自幼体弱，常易感冒，咽痛、咳嗽、扁桃体肿大、化

脓、高热反复发作，十天半月一次，辄以输液抗菌消炎。热虽退，胃痛、饱胀、嗳气、口臭、便秘等症更重。素有打鼾、流涎、磨牙、俯卧，大便干结如黑羊屎，3～4日一次。面色黧黑、黑眼圈、消瘦（体重不足30kg）、低热、身困乏力、手足心热、自汗盗汗。脉细弦数、舌质红、体胖大、有齿痕、苔花剥、舌脉瘀、口唇紫红。医院检查：免疫球蛋白A低下。

论析： 自幼纳差食少，积滞化热，受凉易感，反复发作，扁桃体肿大、化脓，辄以抗菌消炎，屡伤脾胃，故见胃痛、饱胀、嗳气、口臭、磨牙、便秘，一派疳积症状。恶性循环，难出怪圈，愈演愈烈，更伤中气，而见面色黧黑、消瘦乏力、自汗盗汗、脉细数、舌质红、花剥苔、舌脉瘀、口唇紫红，气阴双亏之象，如此煎熬八年，故见身困乏力。

［辨证］脾失健运、气阴双亏之小儿疳积。

［治法］先以"消积导滞、通腑泻热"祛其邪、治其标；继以"养阴益胃、补气健脾"扶其正、固其本。

［方药］枳术消积丸化裁为汤剂。生白术20g，炒枳壳15g，炒莱菔子15g，槟榔15g，牵牛子12g，焦山楂、焦神曲、焦麦芽（焦三仙）各15g，三棱8g，莪术8g，牡丹皮15g，连翘15g，辽沙参20g，甘草10g。7剂，水煎2遍，合并，早晚分服。

疳积消颗粒，100g×2袋，每次4g，每日3次，温开水送服。

［方解］脾虚胃弱，纳运失司，饮食不化，积热于内，气阴耗竭，积久成疳证。鉴于虚中夹滞，消补兼备稳妥，故以枳、术消补兼施，为之君。积不去，热不除，腑以通为用，故当消积导滞，通腑泻热祛其邪。炒莱菔子辛甘平，入脾、胃、肺经，下气消食化痰，有推墙倒壁之力；槟榔苦辛涩温，入胃、大肠经，消积导滞、破气通便。取此二者，助君药消积导滞之功，为之臣。

积热胃肠，积不去，热不退，故当消积通腑以泻热。牵牛子苦寒，入肺、肾、大肠经，消积泻下，主治积热夹食，大便秘结，宿食不化；焦三仙，消积健胃助消化；气滞则血瘀，三棱、莪术行气破血、消积化瘀；积热伤阴而瘀，牡丹皮辛苦、微寒，清热凉血，活血化瘀；连翘苦、微寒，入心、胆经，清热解毒，消肿散结；胃喜润恶燥，润则和降，辽沙参甘、微寒，入肺、胃经，养胃生津、润肺止咳。取此几味，消积导滞、破气化瘀、清热益阴之功，为之佐。甘草解毒而调和诸药，为之使。全方共奏消积导滞、益脾养胃之功。

复诊：2月9日。胃较前舒服，食欲增进，食量增加，磨牙少，大便由干变软，顺畅，每日1次。脉细数，舌质尖边红，舌脉瘀。药对病机，症有所减，继以上药10剂，疳积消颗粒2袋。

三诊：4月23日。胃痛止，胀消，舒适，饮食及体重增加。无自汗、盗汗、身困、乏力。脸色白中微红、有神。大便成形，呈黄色软便，每日1次。近2个月无感冒发热。脉沉缓、较有力，舌质淡红、苔薄白。此为邪去正复，予以补气健脾，和胃消食，固本防复。

处方：黄芪30g，党参15g，炒白术15g，茯苓20g，炒枳壳15g，当归10g，焦山楂、焦神曲、焦麦芽（焦三仙）各15g，鸡内金15g，炒莱菔子15g，甘草10g。20剂。

四诊：7月2日。奶奶带患儿来复诊，言其5个月未感冒发热，再没打过针。查扁桃体无肿大，咽腔无充血水肿，能吃能睡，饮食增加，脸色、精神均好，体重增加8kg。大便正常。脉沉缓有力，舌质淡红、苔薄白。邪去正复，无须服药，嘱饮食有节即可。

[按语] 小儿脏腑娇嫩，易虚易实。虚者，脾也，健运失司；实者，邪也，积滞不化，更伤脾胃。常因喂养失当、六淫外袭，伤及胃肠，因而，积滞化热，耗气伤阴，而成疳积证。本案患者自幼纳差食少，积滞不化，内热耗气，抗病能力低下，易受外感，正所谓："没有内邪，不遭外患。"反复感冒发热、扁桃体肿大、化脓，辄用抗菌消炎，屡伤脾胃，加重了脾虚，纳运失司，化源不足，正不御邪，恶性循环，难出怪圈，以致如此，煎熬八年。当前有些治疗，针对高热、咽喉肿痛、扁桃体化脓，采用常规"对抗疗法"，直观抗菌消炎，犹"一场恶战"，不是两败俱伤，就是虽胜犹败。本例患者，正不御邪，常易感冒，扁桃体化脓，抗菌消炎无可非议，但不可避免的副作用也显而易见，药毒刺激胃肠，化源枯竭，正气愈虚，更易致外感频发，屡治屡发，愈犯愈频。中医治疗以人为本，注重脾胃乃后天之本、生命之本、正气之本、康复之本。人之生，胃气为本，正所谓："有胃气则生，无胃气则亡。"时时处处应当保护好脾胃。脾气既虚，首当固本。胃肠属腑，泻而不藏，以通为用，以泻为补。本案乃虚中夹积，故当消补兼备。积滞成疳，邪实为重，积不去，热难除，邪不去，正难复，故必先以消积导滞、通腑泻热，祛邪治其标；继以养阴益胃、补气健脾，扶正固其本。急则治其标，缓则治其本，标本缓急，论治有序，方能事半功倍。详观辨证论治全过程，尽可知也。先用汤剂消积导滞、通腑泻热，后以疳积消颗粒缓缓消积导滞，和中益胃，补锌钙、和气血，祛邪以扶正；终以补气健脾，固本防复，收其全功，此临证用药之技巧也。

外感四症——感冒、喉源性咳嗽、扁桃体肿大、咳喘

一、证治经验

小儿稚阳之体，藩篱不固，脾胃虚弱，故小儿外感多夹内伤，这是小儿外感病的特点。饮食不节，积热于内，耗气伤阴，正气愈损，元气不足，外淫侵袭，感而即病。常见的外感疾病包括急性上呼吸道感染、流行性感冒及反复呼吸道感染。中医学根据其症状不同、病情轻重概括为"伤风""感冒""时疫"等。临证常见发热、恶寒、头痛、喷嚏、鼻塞、流涕、咽喉疼痛或咳嗽等肺卫表证；亦多兼夹食欲不振、呕吐、腹痛、便秘等积滞里热证，这是小儿内伤外感的特征，故治疗时疏表清里同步，祛邪为要。高效速效，顿挫高热，以保护正气，迅速控制病情，阻断发展，正所谓："治外感急症如将，治内伤疑难如相。"若失治、误治，损正助邪，多有咽痛干痒、痒即干咳之喉源性咳嗽后遗症，甚至久延，有变生为咳喘的可能。外感四症有因果关系，故于此将感冒、喉源性咳嗽、扁桃体肿大、咳喘一并论治。

二、辨证论治

1. 小儿感冒　小儿初感，邪郁肺卫表证，当遵《黄帝内经》"其在皮者，汗而发之"之旨。叶天士亦说："在卫者，汗之可也。"采取疏风解表、宣通肺气之法。夹寒则辛温发汗解表，夹热则辛凉透发，皆以汗出而愈。但夹食积热，外感内伤，表里俱病者，当解表清里。

［症状］发热、恶风、头痛、鼻塞、流涕，或咳嗽，或便秘

口臭，舌苔薄白，脉浮数。

[辨证] 风邪犯肺，肺卫失宣。

[治法] 疏风解表，宣透解毒。

[方药] 柴葛解肌汤化裁。柴胡 10g，葛根 20g，桑叶 15g，芦根 30g，黄芩 15g，金银花 20g，鱼腥草 30g，连翘 20g，甘草 6g。生姜 3 片，大枣 3 个为引。水煎服。

[方解] 外邪束表，当发汗解表，驱邪外出，柴胡、葛根解肌发汗，汗出则愈，为之君。桑叶、芦根透邪益阴，清胃生津，祛邪不伤正，为之臣。热郁毒盛，以黄芩、金银花、连翘、鱼腥草清热解毒祛其邪，邪去则正安，为之佐。甘草清热解毒，生姜、大枣和胃补中，为之使。全方共奏疏邪解表、宣透解毒之功。

[按语] 本方是小儿感冒通用方，解表发汗不伤正，退热解毒不损胃，这是治疗小儿外感病的原则，时时处处要注意。热毒甚者，加用大青叶、板蓝根以增强清热解毒之力；咽喉肿痛、干痒而咳者，加射干、前胡、蒲公英清热利咽；积热上犯、气逆而咳者，加炒莱菔子、山楂消积下气而止咳。偏风寒者，加杏苏饮；内伤饮食、外感风寒而发热吐泻者，用藿香正气水，如口服困难，可改变给药途径——肛门注射。

2.喉源性咳嗽　凡感冒，外邪束表，肺卫被郁，风寒、风热表现不同，皆能入里化热，延至后期，或内伏积热，肺胃郁热上犯，独出口鼻，往返蒸损咽喉，黏膜损伤，屏障丧失，任何刺激都能引起咳嗽。

[症状] 咽痛，干痒而咳，无痰，早晚尤重，口干口臭，便秘，脉细数，指纹紫暗，舌质红、苔薄白，重舌。

［辨证］肺胃郁热，毒损咽喉。

［治法］宣肺利咽，清热解毒。

［方药］前胡 15g，射干 15g，炒莱菔子 15g，山楂 30g，鱼腥草 30g，沙参 15g，百合 15g，玄参 15g，蒲公英 30g，桔梗 6g，甘草 6g。水煎服或加蜂蜜收膏，频服，润而缓之，小儿尤宜。

［方解］《医学三字经》云："气上呛，咳嗽生，肺最重，胃非轻。"肺胃郁热上犯，气逆而咳，小儿多夹积热，故以炒莱菔子、山楂消积下气，积消热除，气降咳止，为之君。喉源之咳，缘咽喉之黏膜损伤，故以前胡、射干、鱼腥草清热化痰，疗咽壁肿痛，为之臣。热伤阴津，燥生咳逆，以沙参、百合、玄参、蒲公英清热养阴、润燥止咳，为之佐。甘草、桔梗载药上行，为之使。蜂蜜合剂而润养。全方共奏宣肺利咽、清热解毒、消积下气而止咳之功。

肺胃热甚者，加黄芩、栀子，胃火清则十二经之火熄；表邪未尽，加桑叶、芦根、柴胡；积热、便秘、口臭者，加白头翁、牵牛子，釜底抽薪；热毒盛，加金银花、连翘以清热解毒。

［按语］咽喉是吞咽、呼吸之通道与门户，与外界贯通，感染机会多，其黏膜为第一道屏障。肺开窍于鼻，胃开窍于口。感冒后期，或内伏积热，肺胃郁热上犯，独出口鼻，往返蒸损咽喉，最易损伤黏膜，使之失去屏障作用，抗病力低下，反复感染，热毒愈甚，刺激咽喉黏膜干痒而咳，早晚尤重，故称喉源性咳嗽。有些经抗菌消炎非但无效，反又损伤脾胃功能，致消化不良。治病必求于本，本即病因病机，针对咽喉黏膜之病理损伤程度，予以清热养阴、解毒化瘀、下气消积，修复黏膜，增强其屏

障作用。射干山楂膏，是通用于喉源性咳嗽的验方，其能清热养阴、消积下气、化痰活瘀、疗咽壁肿痛，以改变病理状态。膏剂者，取其清润甘甜、缓急止痛、口感好，便于小儿服用，用之临床，屡见良效。加减变通，可广泛应用于各类人群。

3. 扁桃体肿大（乳蛾） 扁桃体肿大，是反复感冒、感染、发热等免疫反应的征象（咽喉疾病），是邪正斗争的结果。引起扁桃体充血肿大的病因病机不外内伤积热、外感六淫时邪，内外合邪，积热火毒结于咽喉，则见双侧扁桃体肿大。按现代医学解释，扁桃体是免疫器官，专吞噬围剿异常细胞、细菌等致病因子；从中医角度看，其代表正气，扁桃体肿大实际即是邪正斗争过程的征象。该病是小儿常见多发病，往往先由内伤饮食，积热于中，又外感六淫，化火成毒。小儿为稚阳之体，脾胃发育尚未完善，乳食不节，积滞、厌食、疳积、贪吃等消化疾病常有，积热耗气伤阴，则抗病能力低下，外邪来袭，内外合邪为病。本病属中医学"乳蛾""喉蛾"范畴。临证所见，急性期，咽喉红肿、疼痛、化脓（血象高、白细胞增多、中性粒细胞计数高）、高热（体温39～40℃），病急时，多以输液抗菌、消炎治疗，几乎成了常规疗法。急则治其标，无可非议，但反复发病、治疗，药伤胃气，抗病力低下也是常见情况，越发越勤，甚至半个月即重复1次。反复频发，恶性循环，即使热退、痛止，扁桃体仍然肿大，有碍吞咽、呼吸。常伴有磨牙、流涎、口臭、俯卧不安、打鼾、盗汗等内伤积热症状。如若此邪不除，乳蛾常因外邪引发。金·张子和《儒门事亲》云："热气上行，结蕴与喉之两旁，近外肿作，以其形状，是谓乳蛾。"可见其基本病机为"肺胃郁热，火毒互结"。

治法当"急则治其标，缓则治其本"，标本兼顾，固本防复。急性期为肺胃热盛、火毒熏蒸，治当清热解毒，消积导滞，通腑泻热，釜底抽薪，上下分消；慢性期乃脾虚积热，阴火上炎，痰瘀互结，治当健脾消积，凉血化瘀，化痰散结，清热养阴，祛邪以扶正。

［症状］发热恶寒，扁桃体肿大，化脓，疼痛，吞咽困难，口干，口臭，口渴，小便短赤，腹痛便秘，烦热，盗汗，磨牙，流涎，脉浮数，舌质暗红，苔薄黄，花剥。

［辨证］肺胃郁热，火毒炽盛。

［治法］清热解毒，通腑泻热。

［方药］乳蛾汤加减。连翘 15g，薄荷 12g，金银花 15g，黄芩 15g，炒牛蒡子 15g，浙贝母 12g，射干 15g，牡丹皮 20g，玄参 15g，大青叶 30g，蒲公英 30g，炒莱菔子 15g，白头翁 20g，甘草 10g，桔梗 12g。水煎服。

［方解］热郁卫表则发热，以连翘、薄荷辛凉疏表，透热外解，为之君。毒盛热郁，以金银花、黄芩配对，清热解毒力倍，为之臣。热结咽喉肿痛，以炒牛蒡子、浙贝母、射干清热利咽、消肿散结；血热而瘀肿痛作，以牡丹皮、玄参、大青叶、蒲公英清热凉血、解毒消肿；积热胃肠，火热上攻，以炒莱菔子、白头翁消积导滞、通腑泻热。取此三组药，清热解毒、消肿，为之佐。甘草、桔梗解毒利咽，为之使。全方共奏清热解毒、通腑泻热之功。

间歇期，呈慢性扁桃体肿大者，除食疗食养、饮食有节、勿食辛辣等重口味外，应消积导滞、消肿散结、活血化瘀，祛其邪，邪去则正安；养阴清热、益气健脾、和胃扶助正气，固本以防复也。

4. 咳喘　外感失治、误治，久拖损正，正虚邪实，痰热内生，气阴耗伤，咽喉黏膜被损，屏障丧失，任何刺激都能引起咳嗽，甚而肺失肃降而咳喘并作。

［症状］咳喘、痰鸣、发热、恶寒、饱胀、厌食、口臭、便秘，脉浮缓，指纹淡红，舌质淡红，舌体胖、有齿痕，苔薄白。

［辨证］风邪束表，肺失宣降。

［治法］宣肺散邪，降气化痰。

［方药］射干麻黄汤化裁。前胡 9g，射干 9g，麻黄 5g，陈皮 9g，半夏 6g，山楂 12g，炒莱菔子 12g，川厚朴 6g，瓜蒌仁5g，五味子 5g，桔梗 6g，甘草 6g。水煎服。

［方解］外邪袭表，肺失宣降，以麻黄辛散驱邪，五味子酸敛护阴，二药散中有收，燥中有润，祛邪而不伤正，为之君。外邪入里化热伤中，痰湿由生。前胡辛苦微寒，入肺经，清热化痰，为治咳喘要药，含挥发油及前胡苷，可显著增强呼吸道分泌，祛内外痰实咳喘；射干苦寒，入肝、肺经，清热解毒，可消咽壁肿痛。取二者清热化痰、解毒消肿之功，为之臣。积热痰浊阻中而喘满，以陈皮、半夏、山楂、炒莱菔子、川厚朴、瓜蒌仁消积祛痰、下气除满，痰喘自除，为之佐。甘草、桔梗解毒利咽，调和诸药而上行入肺，为之使。全方共奏宣肺散邪、降气化痰之功。郁热甚者，加鱼腥草、黄芩；咳甚，加紫菀、款冬花；喘甚，加葶苈子、大枣。

三、典型医案

【验案一】小儿感冒邪郁表、宣透解表—汗了

患儿王某，男，1 岁半。2011 年 9 月 8 日初诊。

母代诉：发热 2 日，体温 38.6℃，鼻塞、流涕、便秘、口臭、舌苔薄白，脉浮数，指纹紫。

[辨证] 风寒束表，肺卫失宣。

[治法] 疏风散寒，宣透解表。

[方药] 柴葛解肌汤化裁。柴胡 10g，葛根 20g，桑叶 15g，芦根 30g，鱼腥草 30g，连翘 20g，甘草 6g。生姜 3 片，大枣 3 个为引。2 剂，水煎服，或肛门注射。

[方解] 风寒束表，柴胡、葛根辛温发汗，驱邪外出，使汗出而愈，为之君。桑叶、芦根透邪益阴，清胃生津，祛邪不伤正，为之臣。热郁毒盛，以连翘、鱼腥草清热解毒，祛其邪，邪去则正安，为之佐。甘草清热解毒，生姜、大枣调和营卫，为之使。全方共奏疏风解表、宣透解毒之功。

复诊：9 月 11 日。服药少、困难，肛门注射 3 次热退，5 次痊愈。

疳积消颗粒 1 袋，每次 2g，每日 2 次，温开水送服。

[按语] 鉴于小儿脏腑娇嫩、气血未充、易虚易实的生理病理特点，必须注意疾病过程中邪正双方力量的对比、消长，始终注意祛邪扶正、保护胃气。小儿感冒，邪郁肌表，驱邪外出用汗法即可，但应透邪益阴、清胃生津，有效诊治，缩短病程，祛邪扶正，时时处处保护正气。直肠给药途径高效、速效、安全、可靠，最适合怕打针、难服药的小儿。

【验案二】肺胃郁热咽咳生、宣肺清胃逆气平

李某，男，16岁，学生。2012年9月6日初诊。

主诉：感冒后，咽干痒而咳月余，曾经抗菌、消炎未愈，仍咽干痒而咳、无痰，早晚尤重、口干口臭、便秘，脉细数，舌质红，苔薄黄，重舌。胸透、验血均无阳性发现。

论析：外感失治、误治，气阴俱伤，肺胃郁热，气逆而咳，故见上症。

［辨证］肺胃郁热，毒损咽喉。

［治法］宣肺利咽，清解下气。

［方药］前胡15g，射干15g，炒莱菔子15g，山楂30g，鱼腥草30g，沙参15g，百合15g，玄参15g，蒲公英30g，桔梗6g，甘草6g。3剂，水煎服或加蜂蜜收膏，频服，润而缓之，清而气降，咳嗽自止。

［方解］肺胃郁热，独出口鼻，往返蒸损喉间，咽痒气逆而咳，以莱菔子、山楂消积下气，积消热除则气降咳止，为之君。喉源之咳，缘咽喉之黏膜损伤，故以前胡、射干、鱼腥草清热化痰，疗咽壁肿痛，为之臣。热伤阴津，燥生咳逆，以沙参、百合、玄参、蒲公英清热养阴、润燥止咳，为之佐。甘草、桔梗载药上行，为之使。蜂蜜合剂而润养。全方共奏宣肺利咽、清热解毒、消积下气止咳之功。

复诊：9月9日。作汤剂，服2日后咽痒、咳嗽减轻，第3日基本好了，大便每日1次，不干。脉细，舌红。继以上方2剂熬膏，小量频服6日，以善后。

［按语］凡感冒，外邪束表，肺卫被郁，无论风寒、风热皆能入里化热，延至后期，内伏积热，肺胃郁热上犯，独出口鼻，

往返蒸损咽喉，损伤黏膜，使之屏障作用丧失，任何刺激都能引起咽痒咳嗽，称之为"喉源性咳嗽"，本案即属此例。故以射干山楂膏先汤后膏，消积下气、清咽利喉，待干痒俱消，气降咳止，终以清热养阴、润燥止咳收其全功，有序辨治，事半功倍。

【验案三】

周某，女，4岁。2008年9月20日初诊。

母代诉：女儿经常感冒、发热，反复咳嗽，时有气喘、痰鸣，伴饱胀、厌食、口臭、便秘，脉浮缓，指纹淡红，舌淡红、舌胖、有齿痕，苔腻。

论析：外感失治、误治，久拖损正，正虚邪实，痰热内生，气阴耗伤，正不胜邪，反复发作，常夹积热，故现诸症。

［辨证］风邪束表，肺失宣降。

［治法］宣肺散邪，降气化痰。

［方药］射干麻黄汤化裁。前胡9g，射干9g，麻黄5g，陈皮9g，半夏6g，山楂12g，炒莱菔子12g，川厚朴6g，瓜蒌仁5g，五味子5g，桔梗6g，甘草6g。7剂，水煎服。

［方解］外邪袭表，肺失宣降，以麻黄辛散驱邪，五味子酸敛护阴，二药散中有收，燥中有润，祛邪而不伤正，为之君。外邪入里，化热伤中，痰湿由生，前胡辛苦微寒，入肺经，可清热化痰，为治咳喘要药，所含挥发油及前胡苷可显著增强呼吸道分泌，解内外痰实咳喘；射干苦寒，入肝、肺经，清热解毒，利咽壁而消肿痛。取二者清热化痰、解毒消肿之功，为之臣。积热痰浊阻中而喘满，以陈皮、半夏、山楂、炒莱菔子、川厚朴、瓜蒌仁消积祛痰、下气除满，为之佐。甘草、桔梗调和诸药而上行入

肺，为之使。全方共奏宣肺散邪、降气化痰之功。

复诊：9 月 27 日。咳喘明显减轻，大便每日 1 次，不干，有食欲，饭量增加，脉浮缓，舌淡红，舌胖、有齿痕。药证相符，证有所减，继以上方去瓜蒌仁，加白术 20g，枳壳 12g，以健脾行气，并处疳积消颗粒 1 袋，巩固之。

[按语] 小儿反复感冒，失治、误治，久延损正，夹积正虚，正不抗邪。本案即属此咳喘，故治宜化痰，祛邪扶正。